W0060010

HANNS-CHRISTIAN GUNGA
Tödliche Hitze

Hanns-Christian Gunga

TÖDLICHE HITZE

**Was extreme Temperaturen
im Körper bewirken und wie wir uns
schützen können**

QUADRIGA

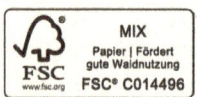

Originalausgabe

Copyright 2023 by
Bastei Lübbe AG, Schanzenstraße 6–20, 51063 Köln

Textredaktion: Burkard Miltenberger, Berlin
Umschlaggestaltung: Guter Punkt, München nach einem
Coverentwurf von Anzinger und Rasp, München
unter Verwendung eines Motivs von © stock.adobe.com: anitalvdb
Satz: Helmut Schaffer, Hofheim a. Ts.
Gesetzt aus der Adobe Caslon Pro
Druck und Verarbeitung: GGP Media GmbH, Pößneck

Printed in Germany
ISBN 978-3-86995-137-9

5 4 3 2 1

Sie finden uns im Internet unter quadriga-verlag.de
Bitte beachten Sie auch: lesejury.de

Meinen lieben Söhnen
Leonard, Maxim und Arthur gewidmet,
die trotz brütender Hitze begeistert
in jurassischen Atollen nach Lebensspuren suchten

INHALT

EINLEITUNG

Hitze ist tödlich – warum eigentlich? Was passiert im Körper, wenn wir Hitzebelastungen ausgesetzt sind? Was zeichnet eine tödliche Hitzewelle aus? Wie reagieren junge, alte, gesunde und Menschen mit Vorerkrankungen darauf? Sind Menschen, Tiere und Pflanzen gleichermaßen gefährdet? Welche Regionen der Erde werden besonders betroffen sein, und welche Maßnahmen zum vorbeugenden Schutz können wir entwickeln? Wie müssen Politik und Wissenschaft zusammenarbeiten, um diese erheblichen Probleme für die Menschheit zu lösen? In diesem Buch geht es um ein ganzheitliches Verständnis der physischen und psychischen Auswirkungen von Hitzestress auf den Menschen, die Grenzen der körperlichen Anpassung – auch unter Einbeziehung evolutionsbiologischer Aspekte – sowie ökonomische, gesellschaftliche Folgen und notwendige politische Schritte, um den durch den Klimawandel ausgelösten globalen Temperaturanstieg mit seinen tödlichen Folgen zu begrenzen.

Dies erfordert, dass wir die wesentlichen physiologischen Grundlagen des Wärme- und Energiehaushalts und der Temperaturregulation des Menschen verstehen, um danach auf die pathophysiologischen, krank machenden Entwicklungen einzugehen. Doch zunächst wollen wir uns verdeutlichen, warum dieses Thema solchermaßen an Bedeutung gewonnen hat und welche Regionen vom Hitzestress besonders betroffen sind, sowohl lokal, etwa die Unterschiede zwischen Stadt und Land, als auch global.

Warum also ist dieses Thema so aktuell geworden? Die Hauptrolle spielen hierbei die zunehmende Anzahl und Stärke von Hitzewellen in Europa. Erstmals ins kollektive Bewusstsein trat das Problem im Sommer 2003. Hier zeigte sich, dass es durch eine ausgeprägte Hitzewelle mit stabiler Hochdruckwetterlage zu Zehntausenden von Toten kommen kann – wenn man unvorbereitet ist. Heute gehen vorsichtige Schätzungen davon aus, dass über 70.000 Menschen in Europa an den Folgen der Hitzewelle im August 2003 gestorben sind. Doch diese Hitzewelle blieb kein singuläres Ereignis, das unter »normalen Gegebenheiten« vielleicht einmal in 100 Jahren auftritt. Nein, hierzulande folgten 2006, 2013, 2015 und 2018 weitere Hitzewellen. Insgesamt gab es 2018 im Mittel 75 Sommertage mit mindestens 25 °C sowie mehr als 20 Hitzetage mit mindestens 30 °C. Beides hatte es seit Beginn der Wetteraufzeichnungen im Jahr 1881 nicht gegeben; sogar die Werte des extrem heißen Sommers 2003 mit 62 Sommertagen und 19 Hitzetagen wurden teils deutlich übertroffen. Aber nicht nur in Deutschland kam es zu außergewöhnlichen Temperaturen. So erlebte im Juni 2021 Nordamerika eine der extremsten Hitzewellen seiner Geschichte, die zahlreiche Todesopfer forderte. In Kanada etwa wurden Temperaturen von bis zu 49,6 °C gemessen. Auch für 2022 ließen die Daten des EU-Messdienstes Copernicus nichts Gutes ahnen. Bereits im September zeichnete sich ab, dass der Sommer 2022 der wärmste je in Europa gemessene werden könnte, wobei die Lufttemperaturen insbesondere im August deutlich über den bisherigen Spitzen lagen. An

Neujahr 2023 schließlich berichtete die Süddeutsche Zeitung, dass – mit Temperaturen von teilweise 20 °C an Silvester – das Jahr 2022 tatsächlich das wärmste Jahr seit Beginn der Wetteraufzeichnungen in Deutschland war. Und nicht nur das: Das Jahr 2022 war gezeichnet durch viele Sonnenstunden, extreme Trockenheit und extrem niedrige Pegelstände an Mosel, Rhein und Ruhr. Im Zeitraum Juli/August war der Schiffsverkehr nur noch eingeschränkt aufrechtzuerhalten. Im Trierer Moselhafen konnten die Schiffe nur noch halb beladen werden, wobei es gleichzeitig keine Ausweichmöglichkeiten auf die Schiene gab, weil die Kapazitäten der Deutschen Bahn im Güterverkehr bereits erschöpft waren. Niedrige Pegelstände traten und treten immer wieder auf, das Besorgniserregende ist, dass es inzwischen so früh im Jahr dazu kommt, was vollkommen unüblich ist. Aber die Rekordtrockenheit und -hitze setzte nicht nur den Gewässern zu, sondern auch Tieren und Pflanzen – und das in ganz Europa. Laut Untersuchungen des DLR (Deutsches Zentrum für Luft- und Raumfahrt) gingen allein in Deutschland im Zeitraum 2018 bis 2021 fast fünf Prozent der gesamten Waldfläche, dies sind rund 501.000 Hektar, verloren. Für die wechselwarmen Fischbestände in den Flüssen und Seen bedeuten die höheren Temperaturen einen geringeren Sauerstoffgehalt im Wasser bei gleichzeitig höherem Bedarf. Zudem führen die höheren Temperaturen zu einer verstärkten Algenbildung und einem zunehmenden Zerfall von pflanzlichen Bestandteilen. Beide Prozesse benötigen Sauerstoff und senken den Sauerstoffgehalt in den Flüssen zusätzlich. Verheerende Auswirkungen auf den Fischbestand kann dann ein zunehmender Salzgehalt in den Gewässern haben, der das Wachstum einer bestimmten salzliebenden Algenart (Prymnesium parvum) exponentiell befördert, wie dies im August 2022 in der Oder geschah. Wie man an diesen wenigen Beispielen erkennen kann, sind die Auswirkungen des Klimawandels ungemein komplex und vielfältig – sie treffen die Lebensgrundlage von Menschen, Tier- und Pflanzenwelt, lokal, regional und global. In diesem Sinne hat erst im Januar 2023 der Sachverständigenrat Gesundheit und Pflege in seinem Gutachten »Zur Resilienz im Gesundheitswesen« darauf hingewiesen, dass gerade im Blick auf den Klimawandel das Prinzip »Health in All Policies« der Weltgesundheitsorganisation (WHO) gestärkt werden muss. Dieser Strategieansatz der WHO geht davon aus, dass Prävention, Gesundheitsförderung und gesundheitliche Versorgung nicht allein Aufgaben des Gesundheitssektors sind, sondern ressortübergreifend in allen Politik- und Themenfeldern öffentlichen Handelns verfolgt werden sollten. Denn vereinfacht gesagt, hängen die tatsächlichen Auswirkungen des Klimawandels auf die Gesundheitslage der Bevölkerung von unterschiedlichen Faktoren ab, zum Beispiel von der Globalisierung, von den Migrationsbewegungen, der ökonomischen Entwicklung der betroffenen Länder und von der Interaktion dieser genannten Felder miteinander. Die daraus resultierenden Auswirkungen unterteilt man in primäre oder direkte Auswirkungen, sekundäre, die das Öko-System betreffen, und tertiäre, die insbesondere das Soziale, die Gesellschaft berühren. Aufgrund dieser Ausgangslage erscheint für die Bewältigung der Auswirkungen des Klimawandels ein integrativer Ansatz zur Lösung der anstehenden Fragen besonders geboten. Wie der deutsche Sachverständigenrat zur Begutachtung der Entwicklung im Gesundheitswesen 2023 und andere wissenschaftliche Institutionen gleichfalls betonen, ist der Klimawandel als die absehbar größte Gefahr für die Gesundheit in der Zukunft anzusehen. Der Sachverständigenrat fordert deshalb in seinem Gutachten zum Beispiel verbesserte Monitoringsysteme, um die Auswirkungen von Hitzewellen besser beurteilen und optimierte Vorsorgemaßnahmen auf verschiedenen gesellschaftlichen Ebenen entwickeln zu können. Wie genau diese Gefahren durch den Klimawandel aussehen, welche Gegenmaßnahmen zu ergreifen sind und warum, das soll in den folgenden Kapiteln erläutert werden. Beginnen wir damit, die aktuelle thermische Lage unseres Planeten zu beschreiben, um danach die physiologischen Grundlagen des Wärmehaushaltes und der Temperaturregulation des Menschen kennenzulernen, um zu begreifen, wie unglaublich eng die Grenzen der Anpassungsfähigkeit für den Menschen und andere Organismen auf unserem Planeten gesteckt sind.

KÖRPER UND HITZE

Warum liegt eine Schlange in der Sonne? Will sie sich bräunen? Körperzellen haben Türen, wozu das denn? Und – was hat das mit Lieferketten zu tun? Torpor, Hibernation und Ästivation – wann könnte was sinnvoll sein?

Was ist der Unterschied zwischen endothermen und ektothermen Organismen? Was bedeutet »thermokonform« und »homoiotherm«? Wie halten endotherme Organismen ihre Körpertemperatur aufrecht? Was sind die »thermische Neutralzone« und die »Indifferenztemperatur«? Wie beeinflussen Umgebungsbedingungen die Leistungsfähigkeit des Menschen? Dies sind die Fragen, die in diesem einleitenden Kapitel geklärt werden sollen.

Zu den endothermen Organismen, oft auch homoiotherme, gleich-warme bezeichnet, zählen beispielsweise Vögel, Säugetiere und der Mensch. Diese Organismen sind in der Lage, weitgehend unabhängig von der Umgebungstemperatur und ihrer körperlichen Aktivität ihre Körpertemperatur im Körperkern relativ konstant zwischen 36 und 37,5 °C zu halten; man nennt dies auch die Normaltemperatur. Abweichungen von diesem Temperaturbereich können nur in einem sehr geringen Rahmen und zeitlich begrenzt toleriert werden. Um diese Konstanz der Körpertemperatur bei kühlen Umgebungsbedingungen zu gewährleisten, benötigen endotherme Organismen einen vier- bis fünffach höheren Stoffwechsel und Isolationsschichten, um Wärmeverluste zu minimieren. In vielen Fällen dient dazu ein dickes Unterhautfettgewebe oder ein dichtes Fell. Bei den Vögeln übernimmt diese Isolationsfunktion ein Federkleid. Führen hingegen Bedingungen zu einer Wärmebelastung des Körpers, sei es durch hohe Umgebungstemperaturen oder schwere körperliche Arbeit oder beides, muss die Wärmeabgabe gesteigert werden. Der Mensch hat hierzu im Laufe der Evolution sein dichtes Haarkleid verloren, Schweißdrüsen und eine komplexe Durchblutungsregulation der Haut entwickelt; anatomische Veränderungen, die dem Organismus eine kontrollierte und effiziente Steuerung der Temperaturregulation ermöglichen, worauf wir noch zu sprechen kommen werden. Der Vorteil einer gleichbleibend hohen Körpertemperatur liegt darin, dass dem Organismus auch bei kühlen Umgebungstemperaturen eine größere Aktivität ermöglicht wird, zum Beispiel in der Nacht, und ganz neue Lebensräume auf dem Planeten erschlossen werden konnten, wie die Polargebiete.

Als thermische Neutralzone bezeichnen Physiologen den Bereich der Umgebungstemperatur, in dem allein durch eine Regelung der Hautdurchblutung eine ausgeglichene Wärmebilanz erzielt werden kann. Auf den Menschen übertragen heißt das, die Person friert nicht, und es ist ihr nicht zu heiß, sodass sie zu schwitzen beginnt. Die Indifferenztemperatur hingegen ist diejenige Temperatur, bei der der Mensch den niedrigsten Energieumsatz aufweist. Bei geringer Bekleidung liegt dieser Wert bei 27 °C. Abweichungen hiervon nach unten und nach oben auf der Temperaturskala kann es geben, wenn die Luftfeuchte, die Windgeschwindigkeiten, die Strahlungstemperaturen oder sich der Aktivitätsgrad verändern; denn bei physischer Arbeit fällt viel Wärme an, die zu einem Anstieg der Körpertemperatur führt. Bei dem endothermen Organismus kann deshalb bei schwerer körperlicher Arbeit in kalter Umgebung ein hoher Temperaturgradient zwischen Körper und Umgebung bestehen – unter Umständen mehr als 40 °C. Bei den ektothermen Organismen wie Amphibien, Reptilien oder Fischen ist der Temperaturgradient gegenüber der Umwelt hingegen gering (weniger als 5 °C). Ihre Körpertemperatur und damit ihre Aktivität hängen weitgehend von den vorherrschenden Umweltbedingungen ab. Ein Reptil, wie die Schlange, legt sich nicht in die Sonne, um sich zu bräunen, sondern um durch das Bad in der Sonne die Körpertemperatur zu steigern und dadurch aktiver sein zu können. Der unbestreitbare Vorteil dieser Art des Stoffwechsels liegt darin, dass diese Organismen aufgrund ihres niedrigen basalen Metabolismus in der Lage sind, lange Phasen von Nahrungsmangel zu überbrücken, manchmal mehrere Monate, wie wir sehen werden.

Eigentlich ist die Bezeichnung »gleich-warm« für endotherme Organismen nicht ganz korrekt, denn die Temperatur ist innerhalb des Körpers an verschiedenen Stellen unterschiedlich hoch, was von der jeweiligen Stoffwechselaktivität der Organe, der Wärmebildung, abhängt. Im Körperkern, also der Kopf-, Brust-, Bauchhöhle, liegt die Temperatur bei 37 °C, das ist der sogenannte Sollwert, der durch eine alte anatomische Struktur im Gehirn, dem Hypothalamus, kontrolliert wird. In der Körperschale der Haut, Unterhaut und den Extremitäten messen wir unter Ruhebedingungen deutlich niedrigere Temperaturen in den Geweben, die zwischen 28 °C und 36 °C liegen können. Dieser Temperaturgradient ist sehr wichtig, denn er ermöglicht einen Wärmetransport vom Körperkern zur Körperschale, um die im Stoffwechsel produzierte Wärme abzugeben.

Was wir als eine angenehme, zu kalte und oder zu warme Umgebung empfinden, dies ist von Mensch zu Mensch sehr unterschiedlich und wird nicht nur von den klimatischen Umgebungsbedingungen (Lufttemperatur, Luftfeuchtigkeit, Windgeschwindigkeit) beeinflusst, sondern auch von der Körperzusammensetzung, dem Alter, dem Geschlecht, dem hormonellen Status. Die Temperatur, die von den meisten Erwachsenen in Mitteleuropa weder als zu heiß noch als zu kalt empfunden wird, nennt man Neutraltemperatur. Sie liegt für einen leicht bekleideten Menschen in Ruhe bei mäßiger Luftfeuchtigkeit (50 %) und Windstille bei etwa 27 °C.

Unter diesen Bedingungen halten sich Wärmeproduktion und -abgabe die Waage. Bei hohen Umgebungstemperaturen, insbesondere in Verbindung mit hoher Luftfeuchtigkeit, körperlich anstrengender Arbeit und/oder dem Tragen von Schutzkleidung (z. B. im Gesundheitswesen, bei der Feuerwehr), kann dieser Bereich der Neutraltemperatur jedoch schnell überschritten werden. Wenn nicht rechtzeitig Maßnahmen getroffen werden, um die Hitzebelastung für den Organismus zu senken – längere Ruhezeiten einhalten, Bekleidungsstücke ablegen oder Räume klimatisieren –, kann dies die kognitive und körperliche Leistungsfähigkeit des Menschen erheblich beeinträchtigen oder sogar seine Gesundheit gefährden. Wir werden auf das Thema von Temperaturgrenzwerten in Gebäuden noch eingehen, nur so viel hier an dieser Stelle: Wird in einem Raum eine Lufttemperatur von 35 °C überschritten, so ist dieser in Deutschland ohne technische, organisatorische oder personenbezogene Maßnahmen für die Zeit der Überschreitung nicht als Arbeitsraum geeignet. Aber bindende, gesetzliche Vorgaben – wie wir in einem späteren Abschnitt sehen werden – gibt es erstaunlicherweise in Deutschland nicht.

Wie wird eigentlich Wärme im Körper transportiert, und wo und warum entsteht sie? Der äußere Wärmetransport erfolgt hauptsächlich durch Konvektion, Strahlung und Evaporation. Bei der Konvektion wird Wärme durch den Kontakt mit einem Fluid wie Luft oder Wasser übertragen. Strahlung bezieht sich auf die Abgabe von Wärmeenergie durch elektromagnetische Strahlung, die von der Körperoberfläche ausgestrahlt wird. Evaporation bezieht sich auf die Verdunstung von Wasser von der Haut- und Atemwegsoberfläche, wodurch Wärmeenergie in Form von Latentwärme abgegeben wird.

Diese Wärmetransportmechanismen werden vom Körper in unterschiedlicher Weise genutzt, abhängig von Umgebungstemperatur, Luftfeuchtigkeit, körperlicher Aktivität und anderen Faktoren. Ein Ungleichgewicht zwischen Wärmebilanz und Wärmeabgabe kann zu Hitzebelastung und körperlichen Strapazen führen. Das Schwitzen und die anschließende Verdunstung des Schweißes von der Haut sind wichtige Mechanismen zur Wärmeabgabe des Körpers, insbesondere bei hoher körperlicher Belastung und warmen Umgebungsbedingungen. Durch die Verdunstung wird dem Körper Wärme entzogen, wodurch die Körpertemperatur stabil gehalten werden kann. Allerdings ist dafür eine ausreichende Flüssigkeitszufuhr notwendig, da der Körper sonst dehydrieren kann.

Ab wann aber spricht man von einer Überwärmung oder einer Unterkühlung des Körpers? Gibt es dafür Grenzwerte der Körpertemperatur? Was ist der Unterschied zwischen einer Überwärmung und Fieber?

Eine Überwärmung, eine Hyperthermie, des Körpers liegt vor, wenn die Körperkerntemperatur 37,5 °C überschreitet. Sie ist gekennzeichnet durch ein Missverhältnis zwischen Wärmeabgabe und Wärmeproduktion beziehungsweise Wärmezufuhr von außen an einen Organismus. Typischerweise kann so ein Zustand durch körperliche Arbeit hervorgerufen werden, wenn der körpereigene Stoffwechsel stark gesteigert wird oder der Körper in einer Sauna eine extreme Wärmezufuhr von außen erfährt. Zur Unterscheidung vom Symptom »Fieber« ist es wichtig zu wissen, dass bei der Überwärmung der Sollwert im Hypothalamus, dem Kontrollzentrum für die Körpertemperatur, gleichbleibt. Beim Fieber hingegen kommt es durch die Vermittlung von körperfremden, exogenen (z. B. Bakterienmembranen) und körpereigenen, endogenen Botenstoffen aus dem Immunsystem, sogenannten Pyrogenen, zu einer Sollwertverstellung in der Schaltzentrale des Temperaturregulationszentrums, dem Hypothalamus. Hierdurch erklären sich auch die verschiedenen Begleitsymptome bei Überwärmung und Fieber. Bei einer Überwärmung ist zum Beispiel eine helle rote Gesichtsfarbe typisch, die auf einer verstärkten Hautdurchblutung beruht, um überschüssige Körperwärme abzugeben. Ähnliches trifft auf die Extremitäten, Hände und Füße, zu, die warm und stark durchblutet sind. Bei einem Fieber hingegen hat der Patient ein starkes Kältegefühl, weil jetzt der Sollwert im Hypothalamus von 37 °C auf einen höheren Wert wie 41 °C verschoben worden ist. Um diese Körpertemperatur zu erreichen, wird die Wärmeabgabe im Körper gedrosselt, wo es nur geht. Die Hautgefäße werden verschlossen, wodurch der fiebrige Patient seine typische blasse Hautfarbe bekommt. Die verminderte Durchblutung führt gleichfalls dazu, dass sich die Extremitäten kühl bis kalt anfühlen. Das ist die charakteristische Phase des Fieberanstiegs. Handelt es sich um eine schwere Infektion, kann es zu diesem Zeitpunkt zusätzlich zu einer verstärkten Wärmeproduktion im Körper kommen, die durch Muskelzittern ausgelöst wird und gemeinhin als »Schüttelfrost« bezeichnet wird. Wenn durch verminderte Hautdurchblutung und den gesteigerten Stoffwechsel der neue Sollwert von 41 °C erreicht worden ist, folgt eine Plateauphase im Fieberverlauf, die je nach Krankheitsursache unterschiedlich lange dauert. Ist die Infektion am Abklingen, kommt es zu einer Sollwertanpassung zurück auf das Niveau der Normaltemperatur von 37 °C, es wird der Thermostat im Hypothalamus wieder zurückgedreht. Um diesen Vorgang im Körper zu beschleunigen, werden jetzt die Wärmeabgabemechanismen im Organismus stimuliert. Der Patient in der Phase der Entfieberung schwitzt stark und weist eine deutlich erhöhte Hautdurchblutung auf. Seine Hautfarbe wechselt von blass zu rosarot. In dieser Phase eines typischen Fieberverlaufs wird das Herz-Kreislauf-System durch die Blutvolumenumverteilung im Organismus vom Körperkern zur Körperoberfläche (Haut) und die vorangegangene krankheitsbedingte Ruhigstellung stark belastet. Dadurch besteht in diesem Stadium des abklingenden Fiebers die Gefahr, dass der Patient schon bei leichter körperlicher

Anstrengung einen Herz-Kreislauf-Kollaps erleidet. Deshalb ist es vernünftig, sich nach einer überstandenen fiebrigen Erkrankung noch Ruhe zu gönnen.

Das genaue Gegenteil von einer Überwärmung ist die Unterkühlung oder die Hypothermie. Bei einer Hypothermie übersteigt der Wärmeverlust die Wärmeproduktion des Organismus. Sinkt die Körperkerntemperatur unter 35 °C, spricht man im Allgemeinen von einer Unterkühlung. Die betroffenen Personen haben eine schnelle Atmung, kalte Extremitäten, zittern, sind blass und der Herzschlag ist vermindert. Die Unterkühlung ist ein lebensbedrohlicher Zustand insbesondere dann, wenn die Körperkerntemperatur unter 32 °C sinkt. Dann treten vermehrt Herzrhythmusstörungen auf, die zum Tode führen. Solch ein Zustand kann zum Beispiel bei Wassertemperaturen um 5 °C bereits nach 30 Minuten erreicht sein. Bei älteren Menschen, die einen verminderten Stoffwechsel aufweisen, oder bei Kleinkindern, aufgrund ihres ungünstigen Oberflächen-Volumen-Verhältnisses und ihres geringen subkutanen Fettgewebes, können diese Auskühlungsprozesse noch schneller verlaufen.

Bleibt zu klären, wo im Körper die Sensoren zur Erfassung der Körpertemperatur sitzen, wie sie funktionieren und: Warum wird uns eigentlich plötzlich heiß, wenn wir Chilis essen?

Physikalische und chemische Prozesse im Körper, die Wärmeproduktion oder -verlust bewirken, werden wie geschildert im Hypothalamus erfasst. Dies erfolgt, indem die sensorischen Nervenbahnen die Gewebetemperaturen etwa aus der Haut oder den inneren Organen dem Hypothalamus zuleiten. Diese aktuellen Istwerte der Temperaturen in den Körpergeweben werden mit dem vom Hypothalamus selbst generierten Sollwert verglichen. Dieser Sollwert liegt beim Menschen, wie besprochen, bei 37 °C, und wenn man genau hinschaut, zeigt er geringe zyklische Veränderungen im Tagesverlauf. Diese Tagesschwankungen liegen bei +/- 0,5 °C und werden als zirkadianer Rhythmus bezeichnet. Bei der geschlechtsreifen Frau kommen monatliche Temperaturschwankungen durch einen veränderten Hormonzyklus hinzu, die durch eine Ausschüttung des weiblichen Hormons Progesteron hervorgerufen werden. Es erhöht bei der Frau die Körpertemperatur etwa zwei Tage nach dem Eisprung um etwa 0,2 °C bis 0,5 °C. Danach bleibt die Körpertemperatur auf diesem leicht erhöhten Niveau bis zum Einsetzen der nächsten Regelblutung. Diese Phase der erhöhten Körpertemperatur dauert im Durchschnitt etwa zwei Wochen an.

Die Nervenbahnen, die dem Hypothalamus die Informationen zum thermischen Zustand der Gewebe zuleiten, werden durch Liganden-gesteuerte Ionenkanäle aktiviert. Was das ist? Das führt uns unweigerlich in die Zellphysiologie. Man unterscheidet auf zellulärer Ebene prinzipiell spannungsgesteuerte, Liganden-gesteuerte und second messenger-gesteuerte Ionenkanäle. Diese Ionenkanäle kann man sich wie Türen in der Membran einer Zelle vorstellen. Mit unterschiedlichen Schlüsseln können diese Türen geöffnet werden. Auf der einen Seite kann dies direkt durch elektrische Signale (spannungsgesteuerte Ionenkanäle) erfolgen. Diese Kanäle öffnen sich in Abhängigkeit vom elektrischen Membranpotenzial. Alle Nervenzellen besitzen diese Art von Ionenkanälen. Bei chemisch gesteuerten Ionenkanälen hingegen öffnen sich die Türen in der Zellmembran, wenn sich ein bestimmtes Molekül, ein Transmitter, an sie bindet. Diese transmittergesteuerten Ionenkanäle spielen eine wichtige Rolle bei der schnellen Informationsübertragung im Nervensystem. Bei den second messenger-gesteuerten Ionenkanälen gelangt die Information erst an ihren Zielort in der Zellmembran oder im Zytosol, dem flüssigen Anteil der Zelle, wenn weitere Türen – um bei dem Bild zu bleiben – geöffnet werden. An diesem langsam ablaufenden Vorgang der Informationsübertragung sind insbesondere die sogenannten G-Proteine beteiligt. Für die Übertragung der Information zur Temperatur eines Gewebes im Körper sind vor allem die TRP-Kanäle, die transient receptor potential channels, entwicklungsgeschichtlich sehr alte Türen in der Zellmembran, verantwortlich. Man hat sie bereits in einfach gebauten Hefezellen nachgewiesen. Über die genaue Aufgabe der meisten TRP-Kanäle besteht allerdings nur ein sehr rudimentäres Wissen. Beim Menschen ist bekannt, dass die TRP-Kanäle eine wichtige Rolle bei der Wahrnehmung von Geschmack (süß, salzig, bitter und umami) spielen. Außerdem sind sie eingebunden in die Wahrnehmung von Pheromonen, also Botenstoffen zur Informationsübertragung zwischen Individuen innerhalb einer Art, und nicht zuletzt in die Wahrnehmung der Temperatur (warm, heiß, kalt), des Druckes, des pH-Wertes und des Schmerzes. Für die Entdeckung, dass die TRP-Kanäle bei der Sinneswahrnehmung von Temperatur und Berührung eine entscheidende Rolle spielen, erhielten erst unlängst der US-Amerikaner David Julius und der im Libanon geborene Ardem Patapoutian 2021 den Medizin-Nobelpreis. Diese TRP-Kanäle sind nicht selektive Kationenkanäle. Sie sind für unterschiedliche Kationen, also positiv geladene Teilchen, durchlässig, unter anderem für Natrium (Na^+), Kalium (K^+), Kalzium

(Ca2+) und Magnesium (Mg2+). Man hat inzwischen zahlreiche Unterfamilien dieser TRP-Kanäle identifiziert, hier jedoch wollen wir uns nur auf die thermisch sensiblen konzentrieren. Die sogenannten TRPM8-Kanäle werden durch moderate Kühlung aktiviert. Die Aktivierung erfolgt bei Gewebetemperaturen von 8 bis 42 °C, und das Maximum ihrer Aktivierung liegt bei 27 °C. Freie Nervenendigungen langsam-leitender Nervenfasern in der Haut, die sogenannten somatosensiblen C-Fasern, übernehmen die Weiterleitung des Signals. TRPV3- (transient receptor potential vanilloid-3) und V4-Kanäle werden bei Gewebetemperaturen von 30 bis 35 °C aktiviert. Bei diesem Rezeptortyp kommt es zu einer maximalen Impulsrate bei 42 °C. TRPA1 (transient receptor potential ankyrin 1)-Kanäle werden bei Kälteexposition des Gewebes stimuliert (unter 15 °C). TRPV1- und V2-Kanäle hingegen werden durch schädliche Hitze (über 43 °C), eine Azidose (Übersäuerung im Gewebe, pH-Wert unter 5,9) und Capsaicin aktiviert. Letzteres ist ein Vanillyamid, der auch in Paprika und Chili-Schoten vorhanden ist. Es ist diese Substanz, die beim Verzehr von Chilis ein Hitzegefühl initiiert. Der bekannteste Vertreter der TRPV-Kanäle ist TRPV1, der auch als Vanilloid-Rezeptor 1 (VR1) bezeichnet wird. Er wird besonders stark in freien Nervenendigungen, die als Schmerzrezeptoren (Nozizeptoren) fungieren, aktiviert, um dann Proteine für bestimmte Aufgaben innerhalb der Zelle zu synthetisieren. Dieser Rezeptor besitzt eine intrazelluläre Bindungsstelle für die scharfen Inhaltsstoffe von Pfeffer (Piperin), Paprika oder auch Chili. Auf der anderen Seite wird TRPV1 auch durch erhöhte Temperatur sowie endogene Cannabinoide aktiviert, die an der Schmerzverarbeitung im Körper beteiligt sind. Dadurch erklärt sich die sehr ähnliche Qualität der Empfindungen für »heiß« und »scharf«.

Zusätzlich zu den Thermosensoren in der Haut existieren auch in den inneren Organen Thermosensoren, die dem Hypothalamus Informationen zum thermischen Status dieser Gewebe zuleiten. Seine Aufgabe ist es dann, diese Einzelinformationen zu analysieren, zu integrieren und – falls nötig – Gegenmaßnahmen einzuleiten, zum Beispiel die Aktivierung der Schweißdrüsen. Dieses Reaktionsmuster des Hypothalamus deutet auf Stress hin, ist aber nicht starr, sondern kann Anpassungsvorgängen unterworfen sein, um die es im folgenden Abschnitt gehen wird.

Bei der Wärme- oder Hitzeakklimatisation können zwei verschiedene Anpassungsformen unterschieden werden. Die eine Form beschreibt die Akklimatisation von zuvor nicht adaptierten Menschen an Wärme- und Hitzebelastungen, indem diese sich längerfristig diesen klimatischen Gegebenheiten aussetzen, was allerdings Wochen, Monate oder sogar Jahre in Anspruch nehmen kann. Typische Beispiele hierfür sind längere Aufenthalte in den Tropen oder heiße Arbeitsplätze (Bäckerei, Hochofen). Hiervon zu unterscheiden sind jene Anpassungsformen, die man bei einheimischen Tropen- und Wüstenbewohnern beobachten kann, die seit mehreren Generationen diesen Umweltbedingungen ausgesetzt sind. Zu den trainierbaren Anpassungen an Hitze zählen die Schwitzschwelle, die Schweißmenge und die Schweißzusammensetzung. Die physiologischen Vorteile derartiger Anpassungen sind offensichtlich: Wenn der Mensch schneller anfängt zu schwitzen und zudem mehr schwitzt, bleibt die Hauttemperatur niedrig, was wichtig für den Gradienten des Wärmestroms vom Körperkern zur Körperschale ist. Dadurch steigt im Verlauf einer Belastung die Körperkerntemperatur langsamer an. Ein erniedrigter Elektrolytgehalt in der Zusammensetzung des Schweißes hat gleich mehrere Auswirkungen: Dem Organismus bleiben Elektrolyte erhalten, einer Mangelversorgung des Organismus wird also entgegengewirkt, der Schweiß verdunstet physikalisch leichter; und es kommt zu einer vermehrten Bildung von Plasmaproteinen in der Leber. Die erhöhte Menge an Plasmaproteinen steigert langfristig das Plasmavolumen um 10 bis 20 Prozent, der Hämatokrit sinkt entsprechend, und das Herz-Kreislauf-System ist damit – bereits vor einer entsprechenden Belastung – in einer besseren Ausgangslage. Eventuelle Flüssigkeitsverluste, die mit einer Verminderung des Plasmavolumens einhergehen, können besser toleriert werden. Außerdem ist die Herzfrequenz bereits unter Ruhebedingungen vermindert. Bei körperlicher Arbeit können deshalb vergleichbare Belastungen mit niedrigeren Herzfrequenzen bewältigt werden. All die genannten Faktoren tragen dazu bei, dass die Körperkerntemperatur unter Belastungsbedingungen langsamer ansteigt als bei nicht adaptierten Personen. Die langfristigen Hitze- und Wärmeakklimatisationsprozesse weisen damit eine große Ähnlichkeit zu jenen Anpassungen auf, die man bei Ausdauertrainierten beobachten kann.

Aber wo liegen denn die Grenzen der Körpertemperatur beim Menschen, und warum gibt es sie? Welche speziellen Anpassungen an extreme Klimate finden sich darüber hinaus in der Natur bei anderen Organismen – und können wir von diesen Anpassungen etwas lernen?

Für die meisten endothermen Organismen, einschließlich des Menschen, liegt also die normale Körperkerntemperatur bei etwa 37 °C. Zunächst ist es interessant festzuhalten, dass es nach unserer bisherigen Kenntnis nur ein winziges »Temperaturfenster« gibt, das höheres Leben ermöglicht; das liegt zwischen 310 und 320 °C über dem absoluten Nullpunkt, der bei -273,15 °C oder 0 °K liegt. Dies ist erstaunlich, wenn man bedenkt, wie groß die gesamte Temperaturskala im Universum ist, die Millionen Grad Celsius betragen kann. Wird die normale Körpertemperatur lediglich um etwa 6 °C über- oder unterschritten, besteht für den Organismus zunehmende Lebensgefahr. Beim Menschen haben wir gesehen, ist diese Grenze bei 43 bis 44 °C erreicht. Man könnte geneigt sein zu sagen, dass man es in der biologischen Welt der mehrzelligen, höheren Organismen hier mit einer Art biologischer Naturkonstante zu tun hat. Aber ganz so einfach ist die Angelegenheit nicht, da gibt es noch mehrere Gesichtspunkte zu berücksichtigen. Zunächst haben wir bereits erfahren, dass einige Organismen existieren, die einen sehr engen Toleranzbereich besitzen, andere hingegen eine größere Toleranzbreite aufweisen. Außerdem kommt hinzu, dass sich der Temperaturtoleranzbereich bei Organismen mit der Zeit verändern kann und sich dadurch die Toleranzbreite vergrößert. Ferner muss man bei der Festlegung von Grenztemperaturen für Organismen beachten, dass diese sich im Zuge ihrer jeweiligen biologischen Entwicklungsphasen sehr unterschiedlich auswirken können. In der Regel ist festzustellen, dass Organismen in ihrer frühen Entwicklungsphase besonders temperaturempfindlich sind. Dabei gilt zu unterscheiden zwischen Temperaturen, die ein Organismus gerade noch überleben kann, und solchen Temperaturen, die einen gesamten Lebenszyklus ermöglichen. Ferner ist es irreführend, von einer bestimmten tödlichen Temperatur (letalen Temperatur) zu sprechen, denn nicht nur die Höhe der Temperatur ist für das Überleben entscheidend, sondern insbesondere die Dauer, der ein Organismus Temperaturen ausgesetzt ist. Als letale Temperatur bezeichnet man in diesem Zusammenhang üblicherweise die Temperatur, bei der 50 Prozent der Organismen überleben und 50 Prozent sterben. Bei der Diskussion um die letale Temperatur darf nicht vergessen werden, dass wir hier von der Körperkerntemperatur des Organismus und nicht von der Umgebungstemperatur sprechen. Die landlebenden, endothermen Tiere, wie wir gesehen haben, müssen einen beträchtlichen Energieaufwand leisten, um ihre Betriebstemperatur von 37 °C für den Körper aufrechtzuerhalten – ob es nun kalt oder warm in der Umgebung ist.

Wenn all diese Gegebenheiten bei der Betrachtung von Temperaturtoleranzbereichen im Tierreich zur Kenntnis genommen werden – dann könnte man mit Einschränkungen sagen: Ja, es gibt kaum ein Tier, dessen gesamter biologischer Lebenszyklus bei Temperaturen von über 50 °C ablaufen kann, und bemerkenswerterweise trifft dies im Übrigen auch für die Pflanzenwelt zu. Die größten bekannten Temperaturtoleranzen bei höher organisierten Organismen an Land weist nach Untersuchungen die Wüstenrennameise (Cataglyphis bombycina) auf. Sie toleriert bei kurzfristiger zeitlicher Exposition (einige Minuten) Temperaturen bis knapp über 53 °C. Von dieser Betrachtung der Toleranztemperaturen ausgenommen sind bewusst einige einzellige Mikroorganismen, zum Beispiel Bakterien, die in heißen Quellen bei über 120 °C überlebensfähig sind, sowie Organismen im Ruhezustand wie

Larven. Die Bakterien schützen sich mit der Expression von sogenannten Heat Shock Proteinen (HSP), und die Larven der Zuckmücken (Polypedium) gehören zu den temperatur-resistentesten Organismen auf diesem Planeten überhaupt. Die Larven einer Zuckmückenart können erwiesenermaßen als dehydrierte Larven ein fünfminütiges Bad in flüssigem Helium (–270 °C) ohne bleibende Schäden überleben. Es ist außerdem die einzige bekannte Art, die bis unter drei Prozent Feuchtigkeit austrocknen kann, ohne Schaden zu nehmen. Schon in ihrer natürlichen Umgebung sind die Larven häufig Temperaturen von über 70 °C ausgesetzt; im Labor blieben sie bei Temperaturen über 100 °C für die Dauer von immerhin drei Stunden lebensfähig. Noch erstaunlicher ist, dass die Larven innerhalb von weniger als einer Stunde aus einem völlig getrockneten, inaktiven Ruhestatus in einen aktiven Status umschalten können. Man nennt in der Biologie diese außergewöhnliche Fähigkeit Kryptobiose, eine Fähigkeit, die sie mit Bärtierchen (Tardigrada), Fadenwürmern (Nematoda) und Rädertierchen (Rotatoria, Rotifera) teilen und auf die wir gleich noch einmal als Überlebensstrategie in extremen Umwelten zurückkommen werden.

Jetzt aber ist zunächst zu klären, welche Mechanismen auf zellulärer Ebene zum Hitzetod führen können. Hier kommt zunächst die Denaturierung von Proteinen in Frage, auch als thermale Koagulation bezeichnet. In dem Temperaturbereich um 50 °C, in dem die Proteine beginnen zu denaturieren, sterben, wie wir gesehen haben, auch viele Tierarten. Das könnte ein Hinweis darauf sein, dass die Denaturierung im Zusammenhang mit der letalen Temperaturgrenze steht. Allerdings hilft zur Beantwortung der anstehenden Frage interessanterweise gerade ein kälteliebendes Tier, der Eisfisch (Trematomus), weiter. Dieser Fisch lebt bei einer Wassertemperatur kurz über oder unter 0 °C, die auch seiner Körpertemperatur entspricht. Glykoproteine, die als eine Art Frostschutzmittel wirken, bewahren seine Zellen vor dem Gefrieren. Schon bei einem Anstieg auf Körpertemperaturen von über 6 °C hat auch dieser Fisch – wie andere Organismen – seinen tödlichen Temperaturtoleranzbereich erreicht. Dass nun Proteine bei diesen derart tiefen Temperaturen denaturieren, ist nicht zu erwarten. Deshalb spricht zunächst nicht allzu viel für die Denaturierung als generelle Ursache für die letale Grenze der Toleranztemperatur. Eine andere Erklärung könnte sein, dass bei Hitzestress bestimmte temperaturempfindliche Enzyme inaktiviert werden – nicht auszuschließen. Weiterhin wäre es möglich, dass es im Gewebe bei Hitzestress zu einer Unterversorgung mit Sauerstoff, einer Hypoxie, kommt; denn die hohen Temperaturen beschleunigen den Stoffwechsel der betroffenen Zellen und erhöhen den Sauerstoffbedarf. Auch das könnte eine Rolle spielen. Schließlich wäre es möglich, und dafür sprechen nun eine ganze Reihe von Gründen, dass unterschiedliche Prozesse im Intermediärstoffwechsel durch Temperaturen in unterschiedlicher Weise beeinflusst werden. Was ist dieser Intermediärstoffwechsel? Als Intermediärstoffwechsel bezeichnet man in der Biochemie die Stoffwechselwege, die sich im Übergang zwischen anabolischem und katabolischem Stoffwechsel befinden. Dabei versteht man unter Katabolismus meistens den oxidativen Abbau von großen Nährstoffmolekülen wie von Kohlenhydraten, Fetten und Proteinen zu kleineren einfacheren Molekülen und die Konservierung der energiereichen Phosphatbindungen. Ferner werden Fette zu

Fettsäuren, Glycerin und anderen Komponenten zerlegt, und die Proteine erfahren eine Aufspaltung in einzelne Aminosäuren. In der zweiten Abbaustufe werden die Produkte aus dem ersten Umbauprozess gesammelt und in eine kleine Anzahl einfacherer Moleküle verwandelt, bevor diese in der dritten Stufe dann zu Kohlendioxyd und Wasser oxidiert werden. Als Anabolismus bezeichnet man den Aufbau, die enzymatische Synthese großmolekularer Zellbestandteile aus einfacheren Vorstufen. Dieser Syntheseprozess, der zu einer Zunahme von Größe und Kompliziertheit der Struktur führt, also zu einer Abnahme der Entropie, erfordert die Zufuhr von freier Energie. Und dies ist ein Kernelement für das, was wir Leben nennen: Der ständige Kampf gegen die Entropie, das macht das Leben neben seiner Fähigkeit sich zu reduplizieren aus. Allerdings wird für diesen Prozess die Energie benötigt. Auch der Anabolismus erfolgt in drei Stufen, wobei dieser mit den Produkten aus der dritten Stufe des Katabolismus beginnt. Somit haben Katabolismus und Anabolismus die Stufe 3 gemeinsam. Je nach Stoffwechsellage kann auf der dritten Stufe der Weg zum Abbau (Katabolismus) von Molekülen oder zum Aufbau (Anabolismus) eingeschlagen werden. Katabolismus und Anabolismus basieren auf zwei gleichzeitigen und voneinander abhängigen Prozessen, wobei der erste Prozess eine Reihe enzymatischer Reaktionen beinhaltet, durch die Moleküle auf- oder abgebaut werden. Die dabei entstehenden chemischen Intermediärprodukte nennt man Metabolite; und der ganze Prozess wird nun als Intermediärstoffwechsel bezeichnet. Sind diese Umbauprozesse im Rahmen des Intermediärstoffwechsels unterschiedlich temperaturempfindlich, wovon auszugehen ist, wird dies dazu führen, dass an einer Stelle zu viel oder an anderer Stelle zu wenig Substrat vorhanden ist, was zu einem Erliegen der Stoffwechselprozesse führt und die Zelle als kleinste Funktionseinheit stirbt. Anschaulich gesagt, ist dieser Zustand mit den fundamentalen Problemen vergleichbar, die auftreten, wenn Lieferketten bei der Produktion von elektronischen Geräten oder Fahrzeugen zusammenbrechen, weil zum Beispiel bei einem notwendigen Entwicklungsschritt der Elektrochip nicht zeitgerecht vorhanden ist. In der Folge hakt die Auslieferung, und die Produktion steht still. Also muss der Organismus Vorsorge dafür treffen, sein Überhitzen im Vorfeld zu vermeiden.

Schauen wir uns exemplarisch deshalb einige höhere Organismen an, mit welchen Adaptationen die Evolution es ihnen ermöglicht hat, in extremen Klimaten unter Hitze und Kälte zu überleben.

Eine spezielle Form der Hitzeadaptation lässt sich bei großen Tieren, etwa bei Giraffen und Kamelen, in heißen Klimazonen beobachten, die sogenannte adaptive Heterothermie. Diese Lebewesen setzen ihre Schwitzschwelle herauf und ihre Zitterschwelle herunter; das heißt, sie verbreitern damit den Bereich, in dem Veränderungen der Körperkerntemperatur für diese Organismen toleriert werden. Dadurch verringern sie ihre Flüssigkeitsverluste, etwa durch vermehrtes Hecheln bei Hitzebelastungen. Bei Kälte wird dadurch eine frühzeitige Wärmebildung durch Kältezittern bei Abfall der Körperkerntemperatur unterdrückt. Beim Kamel in der Wüste speichert der Körper über den Tag größere Wärmemengen und gibt diese durch Konvektion und Strahlung bei Nacht an die kühle Umgebung ab. Diese Speicherkapazität kann zusätzlich – je nach Hydratationszustand des Kamels – variiert werden. So können die Körpertemperaturen eines dehydrierten Kamels am Tage in der Sonne kurzfristig bis etwa 41 °C ansteigen und in der Nacht bis auf 34 °C absinken. Besteht hingegen für das Kamel kein Defizit im Körperwasser, dann steigen die Temperaturen tagsüber maximal auf rund 39 °C und sinken in der Nacht nicht unter 36 °C. Ein dehydriertes Kamel kann in 15 Minuten bis zu 200 Liter Flüssigkeit aufnehmen und speichert diese Menge in drei separaten Mägen. Sukzessive kann diese Flüssigkeit in kleinen Portionen dann an den Darm zur Resorption freigegeben werden, je nach Bedarf kann sich das über Tage und Wochen hinziehen. Diese sehr kontrollierte Freigabe ist auch notwendig, denn ein akut frei gesetztes Volumen dieser Größenordnung würde das osmotische Gleichgewicht im Körper lebensbedrohlich verschieben und Körperzellen zum Platzen bringen. Eine spezielle evaporative Kühlung besteht bei den Kamelen noch darin, dass sie gezielt beim Urinieren die Extremitäten mit ihrem Urinstrahl befeuchten, um durch die auf diese Weise entstehende Verdunstungskälte für eine Kühlung des Körpers zu sorgen. Außerdem besitzen sie schlitzförmige, verschließbare Nüstern. Dadurch wird sichergestellt, dass möglichst wenig Flüssigkeit über die Atmung verloren geht. Ferner wird in den Schleimhäuten der Nasengänge der Kamele Wasserdampf vor dem Ausatmen wieder resorbiert und geht auf diese Weise dem Körper nicht verloren. Eine geschickte anatomische Anordnung von Nasengängen und Blutgefäßen ermöglicht zusätzlich eine Kühlung von Blut, Augen und Gehirn. Die Energievorräte eines Kamels sind im Übrigen in Form von Fett in seinen Höckern gespeichert, und diese Vorräte können gleichfalls für mehrere Wochen reichen. Unter ariden, wüstenhaften Umweltbedingungen mit hohen Temperaturschwankungen, geringer Verfügbarkeit von Wasser und unsicheren Nahrungsquellen sind allein diese genannten Anpassungen überaus raffinierte Strategien zum Überleben.

Allerdings sind einige Wüsten so trocken, dass es manchmal Jahre dauern kann, bis Niederschlag fällt. Wie gelingt es da einigen Vögeln und kleinen Säugetieren zu überleben? Sie trinken gar nicht. Wie ist das möglich? Sie nehmen ihr Trinkwasser über die Nahrung auf. Das können bei pflanzenfressenden Tieren Blätter oder Knollen sein; bei fleischfressenden Tieren dienen ihre Opfer mit Körperflüssigkeiten und Gewebe mit ihrem hohen Wassergehalt als Flüssigkeitsquellen. Hinzu kommt als weitere Ressource – und das ist nun entscheidend für einige kleine Säugetiere in der Wüste – das Oxydationswasser aus dem intermediären Stoffwechsel im Körper, den wir gerade in einem anderen Zusammenhang bereits besprochen hatten. Hier gilt es jetzt eine typische Wasserbilanz aufzumachen, also Wassergewinn und Wasserverluste eines solchen Organismus in der Wüste zu betrachten. Schauen wir uns hierzu exemplarisch ein kleines Nagetier, die Kängururatte (Dipodomys), an. Dieses Nagetier ist zirka 35 Gramm schwer und lebt in den nordamerikanischen Wüsten. Analysiert man die Körperzusammensetzung, so ist zunächst zu erkennen, dass die Kängururatte prozentual ungefähr so viel Körperwasser besitzt wie ein Mensch oder anderes Säugetier, nämlich rund 66 Prozent. Diese Körperzusammensetzung und das Körpergewicht bleiben unverändert, auch wenn die Kängururatte sich mehrere Wochen und Monate ausschließlich von verschiedenen trockenen Getreidearten wie Hafer und Gerste ernährt hat. Nach Untersuchungen nimmt eine Kängururatte pro Monat durchschnittlich 100 Gramm Gerste zu sich. Die Wasserverluste in diesem Zeitraum belaufen sich auf 60 ml, wobei 13,5 ml auf den Urin, 2,6 ml auf den Kot und 43,9 ml auf die perspiratio insensibilis, die Verluste von Flüssigkeit über die Atemwege, entfallen. Im Gegenzug entstehen bei der Nahrungsaufbereitung 54 ml Oxidationswasser, und 6 ml werden von der Gerste bei einer Luftfeuchtigkeit von 20 Prozent absorbiert – macht zusammen 60 ml. Damit ist die Wasserbilanz der Kängururatte zwischen Wassergewinn und Wasserverlusten ausgeglichen. Normalerweise garantiert damit die Nahrungsaufnahme die Versorgung mit Flüssigkeit. In Zeiten der Reproduktion und der Aufzucht von Jungtieren reicht diese Quelle des Oxydationswassers aus dem Stoffwechsel allerdings nicht aus und muss durch die Aufnahme von grünem und feuchtem Pflanzenmaterial ergänzt werden. Wie man diesen Daten entnehmen kann, geht ein Großteil der Flüssigkeitsverluste der Kängururatte auf die Evaporation zurück; diese Verluste sind ganz überwiegend auf die Wasserverluste über die Atmung zurückzuführen und umso höher, je trockener die Umgebungsluft ist. Die Kängururatten ziehen es deshalb vor, sich in ihren unterirdischen Gängen und Höhlen mit niedrigeren Temperaturen und höherer Luftfeuchtigkeit aufzuhalten, als sich im offenen Terrain zu bewegen. Genau dies macht aber der heutige Mensch – oder besser gesagt manche Menschen – aus sportlichem Interesse beim Marathon des Sables, einem der schwersten Extremläufe der Welt. Seit 1986 starten alljährlich mehrere hundert Läufer und Läuferinnen aus aller Welt zu diesem Extremlauf in der nördlichen Sahara in Marokko. 250 Kilometer, in einer Woche und in sechs Etappen müssen die Teilnehmer bei

Lufttemperaturen bis über 40 °C zurücklegen. Ihre gesamte Verpflegung (mindestens 14 000 kcal/56 000 kJ), ein Notfall-Kit und private Ausrüstungsgegenstände (Schlafsack, Messer etc.) sind in einem Rucksack mitzuführen. Nachts wird unter Zeltplanen geschlafen, und die Temperaturen können dann durchaus bis unter 5 °C sinken. Das Einzige, wofür vom Veranstalter dieses Extremlaufs gesorgt wird, ist die Bereitstellung von Wasser an Verpflegungsstationen entlang der Laufstrecke. Ohne diese Maßnahme wäre der Lauf als Ganzes auch nicht durchzuführen, da die Flüssigkeitsverluste eines Läufers durch Schwitzen unter diesen extremen Randbedingungen (Strecke, Temperatur, Terrain) über den Tag bis zu fünf bis zehn Liter betragen können. Wie eingangs besprochen, sind derart hohe Flüssigkeitsverluste für den Menschen, wenn sie nicht zeitnah ausgeglichen werden, lebensbedrohlich. Neben der physischen Herausforderung ist dieser Lauf, wie alle Extremsportarten, auch eine psychische Herausforderung; sei es der Yukon Arctic Ultra mit nahezu 700 Kilometern Länge in den Wintermonaten bei Temperaturen bis unter -40 °C oder dem Self-Transcendence Race im New Yorker Stadtteil Queens mit einer Distanz von 5.000 Kilometern, die in 51 Tagen bei einem Lauf um einen Häuserblock (!) zu bewältigen sind. Bei Letzterem erfolgt die tägliche Versorgung mit Nahrungsmitteln und Getränken durch Hilfskräfte am Rand der Strecke. Was diese Beispiele verdeutlichen sollen, ist die Tatsache, dass der Mensch zu außergewöhnlichen physischen Belastungen fähig ist, wenn er sich richtig verhält, trainiert und das Nahrungs- und vor allem Flüssigkeitsangebot gewährleistet ist.

Das Training ist nicht zu unterschätzen, denn es gibt einige Anpassungen, die uns ermöglichen, insbesondere mit

Hitzebelastungen physisch besser umzugehen. Zu diesen Mechanismen gehören: Senkung der Schwitzschwelle, eine vergrößerte Schweißmenge und die Senkung des Elektrolytgehalts im Schweiß. Die maximale Schweißproduktion beim Menschen ist – wie erläutert –, bezogen auf die Körpermasse oder -oberfläche, deutlich größer als bei jedem anderen Organismus. Wenn der Mensch schneller anfängt, Gradienten des Wärmestroms vom Körperkern zur Körperschale zu erhöhen, dann steigt die Körperkerntemperatur langsamer an. Der niedrigere Elektrolytgehalt bei Anpassung des Schweißes hat mehrere Auswirkungen: dem Organismus bleiben dadurch wichtige Elektrolyte erhalten, einer Mangelversorgung des Organismus wird entgegengewirkt. Bei Hitzeadaptierten verdunstet der Schweiß leichter, außerdem werden mehr Plasmaproteine gebildet. Die erhöhte Menge an Plasmaproteinen steigert langfristig das Plasmavolumen um 10 bis 20 Prozent, der Hämatokrit sinkt entsprechend, und das Herz-Kreislauf-System ist damit – bereits vor einer entsprechenden Belastung – in einer besseren Ausgangslage. Eventuelle Flüssigkeitsverluste, die mit einer Verminderung des Plasmavolumens einhergehen, was das zirkulierende Blut zäher fließen lässt, können besser toleriert werden. Außerdem ist die Herzfrequenz bereits unter Ruhebedingungen vermindert. Bei Körperarbeit können deshalb vergleichbare Belastungen mit niedrigeren Herzfrequenzen bewältigt werden. All die genannten Faktoren tragen dazu bei, dass die Körperkerntemperatur bei Trainierten unter Belastungsbedingungen langsamer ansteigt als bei nicht adaptierten Personen. Die langfristigen Hitze- und Wärmeakklimatisationsprozesse weisen damit eine große Ähnlichkeit zu jenen Anpassungen auf, die man bei Ausdauertrainierten beobachten kann.

In kalten Klimaten verfügt der Mensch kaum über natürliche anatomisch-morphologische Schutzmechanismen wie dichtes Fell oder dickes Unterhautfettgewebe. Besonders unter diesen extremen Umweltbedingungen besteht für den Menschen daher ein hoher Temperaturgradient vom Körperkern über die Haut (Mikroklima) zur Umgebung (Expositionsklima), der zu einer raschen Auskühlung (Hypothermie) des Organismus führen kann. Bei Untersuchungen von indigenen Volksgruppen, zum Beispiel den australischen Aborigines oder den Alacaluf auf Feuerland, konnten sehr spezielle physiologisch-biochemische Anpassungen nachgewiesen werden. So ließ sich bei den in verschiedenen Regionen Australiens lebenden Aborigines beobachten, dass die Körpertemperatur der im Landesinnern unter wüstenhaftem Klima (tagsüber heiß, nachts kühl-kalt) aufgewachsenen Aborigines schneller sank als die Körpertemperatur von weißen Versuchspersonen. Wie Messungen der thermischen und metabolischen Reaktionen einer gemischten Gruppe unter tropischen Bedingungen lebender Aborigines unter identischen Bedingungen einer Kälteexposition gezeigt haben, lagen durchschnittliche in den Tropen lebende Aborigines zwischen denen, die im Landesinneren leben, und den kaukasischen Kontrollpersonen. Die Stoffwechselrate der Aborigines aus den Tropen betrug 42,8 Kalorienverbrauch pro Quadratmeter Körperoberfläche pro Stunde (kcal/m²/Stunde) im Vergleich zu 48,7 kcal/m²/ Stunde bei den Weißen und 37,0 cal/m²/Stunde bei jenen Aborigines, die im Landesinnern von Australien beheimatet waren. Diese Ergebnisse legen nahe, dass der australische Ureinwohner über eine angeborene Fähigkeit verfügt, eine stärkere Auskühlung des Körpers ohne metabolische Kompensation zu tolerieren. Bei dem raren Naturangebot im

Innern von Australien eine sinnvolle Anpassung, denn durch ein vermindertes Kältezittern konnte der Energieverbrauch gesenkt werden und eine Wiedererwärmung des Körpers durch die heißen Außentemperaturen am Tage erfolgen.

Eine völlig andere Strategie, um in kalten Klimaten zu überleben, wurde bei den indigenen Alacaluf festgestellt. Diese Bevölkerungsgruppe lebt, relativ spärlich bekleidet, seit Generationen in den kühlen Regionen Feuerlands. Studien zum Energiestoffwechsel der Alacaluf ergaben, dass diese einen um 30 Prozent höheren Grundumsatz als vergleichbare Personen aus wärmeren Regionen aufwiesen. Der höhere Grundumsatz glich die Wärmeverluste durch das Kälteklima aus und der höhere Energiebedarf konnte offensichtlich durch das reichhaltige Nahrungsangebot in den Gewässern um Feuerland gedeckt werden.

Gleichzeitig kann man beim Menschen Anpassungen auf sensorischer Seite, zum Beispiel bei häufiger Kälte-exposition, nachweisen, was als Kältehabituation bezeichnet wird. Berühmt sind in diesem Zusammenhang die Unter-suchungen an den Ama. Die Ama sind Apnoe-Taucherinnen, die – traditionell nur mit einem Lendenschurz und einem Kopftuch bekleidet – an der südöstlichen Küste vor Japan nach Muscheln, Meeresschnecken, Seeigeln und Seeohren in fünf bis maximal zwanzig Meter Wassertiefe suchen. Die einzelnen Tauchgänge dauern etwa eine Minute und erlauben damit nur einen kurzfristigen Aufenthalt zum Suchen am Meeresgrund. Diese anstrengenden Tauchgänge finden bis zu sechzigmal in der Stunde statt. Da die Fangsaison von März bis September geht, können die Wassertemperaturen durch-aus nur bei knapp über 10 °C liegen, eine Temperatur, die bei den meisten Menschen als unangenehm empfunden wird. Die

Ama-Taucherinnen, die sich diesen Temperaturen ständig aussetzen, gewöhnen sich an den Kältereiz und verarbeiten sensorischer Reize grundlegend anders als Vergleichsgruppen. Zum anderen konnte man bei den Ama-Taucherinnen eine verstärkte Gefäßverengung im Bereich ihrer Finger nachweisen, was zu einem geringeren Wärmeverlust aufgrund einer vergrößerten Isolationsschicht führt. Außerdem ist die Wärmeleitfähigkeit ihres Gewebes bei gleicher Unterhautfettschichtdicke im Vergleich zu einem nicht an Kälte angepassten Kontrollkollektiv herabgesetzt. Dies beruht vermutlich darauf, dass die Ama-Taucherinnen durch ihren wiederholten Kaltwasserkontakte eine tiefere Körperkerntemperatur tolerieren, bevor sie zu zittern beginnen, ein Mechanismus, den wir schon von den Aborigines kennen. Wird das Kältezittern länger unterdrückt, bleibt die Muskeldurchblutung in den Extremitäten erniedrigt, was die Isolationsschicht zum Körperkern verbreitert und auf diese Weise die Wärmeverluste begrenzt. Im Vergleich hierzu geben Personen, die frühzeitig mit dem Kältezittern beginnen, mehr Wärme an das Wasser ab und kühlen schneller aus. Festzuhalten bleibt: Anpassungen, die auf Gewöhnungen zurückzuführen sind, bilden sich schnell bei fehlender Exposition oder fehlendem Training zurück und werden nicht vererbt. Es gibt aber auch einige spezielle Strategien, die Organismen in ihrer Evolution erworben haben, die vererbt werden, und diese können uns nur in Erstaunen setzen.

Manche Säugetiere und Vögel fallen jeden Winter oder in sehr heißen Sommermonaten in einen Ruhezustand. Je nach dessen Dauer und den Umgebungsbedingungen unterscheidet man Torpor (Starre), Hibernation (Winterschlaf) und Ästivation (Sommerruhe). Tägliche Phasen der Starre mit erniedrigter Körpertemperatur und verminderter Stoffwechselaktivität werden als Torpor bezeichnet. Dieses Phänomen kann bei Fledermäusen und Kolibris beobachtet werden. Manche Säugetiere, wie Hamster und Taschenmäuse, senken die Stoffwechselrate und damit die Körpertemperatur nicht nur für Stunden, sondern für Wochen und Monate ab. Diesen Zustand bezeichnet man als Hibernation (Winterschlaf). Hierzu ist es erforderlich, dass die Tiere in den Sommermonaten Energiereserven in Form von Körperfett angelegt haben. Ferner überwintern die Tiere meist in tiefen Erdbauten, wobei das Erdreich im Sinne einer erheblich breiteren, thermischen Grenzschicht zur Umgebung fungiert und so entscheidend zur Wärmeisolation des Tieres beiträgt. Die Körpertemperaturen der Winterschläfer folgen dabei weitgehend den Umgebungstemperaturen. Sinkt die Temperatur aber auf Werte nahe 0 °C und droht dem Organismus Erfrieren, produziert er mehr Wärme. Die Tiere erreichen dann kurzfristig wieder ihre normale Körpertemperatur (ca. 36 °C), um danach abermals ihren Stoffwechsel und andere physiologische Größen des Herz-Kreislauf-Systems herabzusetzen. Die Regulierung der Körpertemperatur ist also bei diesen Tieren völlig intakt, nur scheint die Schwelle der Wärmebildung drastisch gesenkt zu sein. Man geht deshalb davon aus, dass es sich um eine definierte Senkung des Sollwertes im Hypothalamus handelt. Der Vorgang des Aufwachens kann sich mehrmals in den Wintermonaten abspielen. Obgleich insbesondere diese Aufwachphasen für den Organismus metabolisch sehr kostspielig sind, stellt der Winterschlaf insgesamt eine sehr effektive Maßnahme dar, um bei geringem metabolischem Einsatz karge, lebensfeindliche Jahreszeiten überbrücken zu können. Dieses angeborene Verhalten spart rund 80 Prozent der Energiemenge, die sonst aufzubringen wäre. Insbesondere kleine Tiere mit einem großen Oberflächen-Volumen-Verhältnis nutzen deshalb den Winterschlaf oder die Starre als Überlebensstrategie. Die meisten Winterschläfer weisen eine Körpermasse von 85 Gramm auf. Aber die Spannbreite der Organismen ist groß: die kleinsten Winterschläfer wiegen nur fünf Gramm, die größten über 100 Kilogramm, wenn man die Bären einbezieht. Neben Starre und Winterschlaf fallen einige Organismen auch in eine Sommerruhe, Ästivation genannt. Die Sommerruhe ist aber nicht vergleichbar mit dem Winterschlaf endothermer Organismen, da während der Sommerruhe die Körpertemperatur nicht abgesenkt wird.

Wirklich beachtliche Leistungen vollbringen Schnecken in Ästivation. Sie können über mehrere Wochen, Monate sogar Jahre längere Trockenperioden in Sommerruhe überleben.

Es ist naheliegend, dass der Mensch diese genialen Anpassungen an Hitze, Kälte und Nahrungsknappheit in Extremsituationen gern selbst nutzen möchte, etwa bei einem Langzeitflug ins All. Durch die Herbeiführung eines dem Winterschlaf ähnlichen Zustands bei den Astronauten hofft man, die Menge an Vorräten und die Größe der Habitate, die für solche Missionen benötigt werden, drastisch reduzieren zu können und einige der schwerwiegenden Nebenwirkungen der niedrigen oder Mikrogravitation abzumildern. Hierzu ein paar Zahlen, die dies verdeutlichen sollen. Ein Mensch benötigt schon unter Ruhebedingungen pro Tag 0,9 kg Sauerstoff, 3,5 kg Wasser und 0,7 kg trockene Nahrung. Dazu kommen 30 kg Wasser für seine Hygiene. Gleichzeitig verliert er 1,05 kg CO_2, 1,5 kg Urin (davon 5 % Feststoffe), 0,15 kg Stuhl (davon 30 % feste Bestandteile) und etwa 2,3 kg (davon 7 % Feststoffe) Schweiß. Flüssige Abfallprodukte belaufen sich täglich auf etwa 3,67 kg und feste auf 0,28 kg. Wenn man jetzt von einer zehnköpfigen Crew ausgeht, belaufen sich allein für eine dreijährige Mission zum Mars die Lebensmittel- und Trinkvorräte auf etwa 50 Tonnen. Es wird zum einen deutlich, wie wichtig ausgeklügelte Recycling-Verfahren (Life Support Systems, LSS) sind und welchen enormen operationellen Vorteil eine Reduzierung des Stoffwechsels der Crew allein durch einen verminderten Stoffwechsel (Hypometabolismus) oder sogar Starre für die Mission zur Folge hätte. Aus diesem Grund hat die Europäische Raumfahrtbehörde ESA ein eigenes Topical Team unter dem Akronym MicRA gebildet, um diese Möglichkeiten einer medizinisch-technischen Umsetzung näher zu evaluieren. Die Studie, an der ein breites Spektrum von Experten aus verschiedenen Disziplinen beteiligt war, zielte darauf ab, eine grobe Einschätzung des Zeitrahmens, der potenziellen Hindernisse und der Vorteile der Nutzung von Torpor für Langzeitmissionen im Weltraum zu erhalten. Denn, obwohl noch viele Herausforderungen zu bewältigen sind, darunter unbekannte Risiken für die Gesundheit und Sicherheit der Astronauten, stellt die Untersuchung des kontrollierten Einsatzes von Torpor einen potenziell bahnbrechenden Ansatz dar, um einen Langzeit-Raumflug von Menschen zu ermöglichen. Wir kommen im letzten Kapitel des Buches noch einmal aus anderer Sicht auf dieses Thema zurück.

Hypometabolismus und Torpor sind natürliche Zustände reduzierter Stoffwechselaktivität, die von verschiedenen Organismen als Überlebensstrategie in Zeiten ungünstiger Umweltbedingungen wie Kälte, Hitze, Trockenheit oder Nahrungsknappheit genutzt werden. In einigen Fällen kann der Hypometabolismus durch äußere Faktoren wie Veränderungen der Temperatur, des Tageslichts oder des Nahrungsangebots bedingt sein, während er in anderen Fällen durch körpereigene Faktoren wie hormonelle Veränderungen oder genetische Programmierung ausgelöst werden kann. Wie im Text ausgeführt, haben verschiedene Organismen wie Pflanzen, Pilze und Wirbeltiere unterschiedliche Formen des Hypometabolismus entwickelt, um mit widrigen Bedingungen zurechtzukommen. Die Kryptobiose haben wir bereits kennengelernt. Die Insekten-Diapause ist eine weitere Form des Hypometabolismus, die bei Insekten beobachtet wurde und die es ihnen ermöglicht, widrige Bedingungen wie Winter oder Trockenzeiten zu überleben, indem sie ihren Stoffwechsel und ihre Entwicklungsprozesse verlangsamen. Bei Wirbeltieren ist die Tageslethargie oder Starre (Torpor) mit kurzzeitiger Absenkung von Körpertemperatur und Stoffwechselintensität eine Strategie zum Beispiel bei Kolibris; die Winterruhe hingegen, bei der es zu einem geringen Absenken der Körpertemperatur kommt, beobachtet man bei Bären, Dachsen und Waschbären. Als einen echten Winterschlaf, die Hibernation, bezeichnet man das jahresperiodisch auftretende, tiefe Absenken der Körpertemperatur über längere Zeiträume. Typische Vertreter dieser Überlebensstrategie sind Erdhörnchen, Springmäuse, Murmeltiere und Bilche. Sogar bei einigen Primaten wie Lemuren wurden torporähnliche Zustände beobachtet, was darauf hindeutet, dass die

Fähigkeit, sich in einen hypometabolischen Zustand zu versetzen, evolutionär festgelegt ist und möglicherweise einige selektive Vorteile hat. Hypometabolismus und Torpor sind also natürliche Überlebensstrategien, die von verschiedenen Organismen genutzt werden, um mit widrigen Umweltbedingungen zurechtzukommen. Die Herbeiführung derartiger Zustände beim Menschen birgt jedoch eine Reihe von Herausforderungen, darunter mögliche Gesundheitsrisiken und die Schwierigkeit, den Torpor-Zustand zu kontrollieren. Ein Ansatz zur Herbeiführung von Torpor beim Menschen besteht darin, die Körpertemperatur mit Hilfe von Kühlgeräten zu senken, was in mehreren Untersuchungen getestet wurde. In einer Studie wurden menschliche Probanden bis zu sechs Stunden lang einer leichten Unterkühlung (32–35 °C) ausgesetzt, was zu einer erheblichen Verringerung der Stoffwechselrate und des Sauerstoffverbrauchs führt. In einer anderen Studie wurde die Verwendung eines Kühlanzugs zur Herbeiführung eines torporähnlichen Zustands bei Menschen getestet, wobei sich herausstellte, dass der Anzug die Stoffwechselrate nicht wirksam senkte. Andere Ansätze nutzen den Einsatz pharmakologischer Wirkstoffe, die die Wirkungen des natürlichen Torpors nachahmen, etwa die Senkung der Körpertemperatur und die Unterdrückung der Stoffwechselaktivität. Diese pharmakologischen Eingriffe können jedoch schwerwiegende Nebenwirkungen haben und sind für den Einsatz beim Menschen noch nicht geeignet. Die Wissenschaftler des ESA Topical Teams weisen darauf hin, dass zum Erreichen dieses Ziels auch genauere Kenntnisse über den zentralnervösen Ursprung und die neurale oder endokrine Koordination des Torpor-Verhaltens erforderlich sind. Zwar wurden zahlreiche pharmakologische

Behandlungen getestet, um eine Stoffwechseldepression zu simulieren, doch haben sie nie vollständig das Spektrum an Reaktionen hervorgerufen, das mit dem natürlichen Torpor vergleichbar ist. Jüngste Forschungen an Mäusen haben in diesem Zusammenhang spezifische Neuronen im Hypothalamus identifiziert, die, wenn sie aktiviert werden, eine Torpor-ähnliche Herabregulierung der Körpertemperatur und des Stoffwechsels verursachen und kontrollieren. Die weitere Erforschung dieser neuronalen Netzwerke und der peripheren Signalübertragung könnte den Hintergrund für eine gezielte Steuerung des Torpor-Verhaltens beim Menschen liefern. Dafür sprechen auch Befunde, die kürzlich publiziert wurden und die gezeigt haben, dass ein Netzwerk von Neuronen im Hypothalamus Verbindungen zu einer anatomischen Region im Hirnstamm hat (Raphe-Kerne). Diese Neuronen im Hypothalamus werden offensichtlich speziell zu Beginn des Torpors aktiviert, und in Zusammenarbeit mit den Raphe-Kernen sind sie für die Unterdrückung der Thermogenese während des Torpors mit verantwortlich. Bei Mäusen wurden gleichfalls Neurone im Hypothalamus identifiziert, die ausschließlich in bestimmten Bereichen dort zu finden sind und eine Rolle bei Hypometabolismus spielen sollen. Einigen Forschern gelang es, bei Mäusen erfolgreich torporähnliche Zustände herbeizuführen, indem sie diese Neuronen durch die Verwendung von Designerdrogen aktivierten oder hemmten. Aber das Studium von Bären und Lemuren stellt vermutlich das geeignetste Vorbild für ein Verständnis der Probleme bei der Realisierung eines möglichen menschlichen Torpors dar. Insbesondere Bären haben einen flachen Torpor und können mehrere Monate lang, ohne aufzuwachen, in diesem Zustand verbleiben. Lemuren hingegen bevorzugen den Torpor als Überlebensstrategie. Bei ihnen hängt die zeitliche Dauer von der Verfügbarkeit des weißen Fettgewebes ab. Dieses weiße Fettgewebe ist ein Speicher für Nährstoffe, der zugleich eine Wärmeisolierung während des Winterschlafs darstellt. Darüber hinaus setzt es Hormone wie Leptin, Adiponektin und Östradiol frei, die für den Energiestoffwechsel wichtig sind. Andere Hormone wie Androgen und Testosteron spielen ebenfalls eine wichtige Rolle für den Winterschlaf und den Energiestoffwechsel bei diesen überwinternden Säugetieren, wobei der Testosteronspiegel während des Aufwachens ansteigt und ein niedrigerer Testosteronspiegel die Winterschlafphasen verlängert. Auch beim Menschen ist der Östrogenspiegel über das hypothalamische Östrogen stark an der Regulierung des Energiestoffwechsels beteiligt.

Man muss deshalb feststellen, dass zurzeit noch eine ganze Reihe von Fragen zum Einsatz von Torpor und Winterschlaf beim Menschen offen sind. Welches sind genau die spezifischen Mechanismen, die den Torpor bei Säugetieren regulieren, und wie können diese beim Menschen sicher und effektiv manipuliert werden? Was sind die langfristigen Auswirkungen eines induzierten Torpors auf die menschliche Physiologie, und können diese abgeschwächt oder minimiert werden? Welches sind die effektivsten Ernährungs- und Umweltbedingungen, um den Torpor beim Menschen zu fördern, und können sie für Weltraummissionen oder den klinischen Einsatz optimiert werden? Welche geschlechtsspezifischen Unterschiede gibt es in Bezug auf Torpor und Fettstoffwechsel, und wie könnten sich diese auf die Entwicklung von Techniken zum Herbeiführen von Torpor beim Menschen auswirken? Schließlich – welche ethischen Aus wirkungen hat die Induktion von Torpor beim Menschen, und wie können etwaige Probleme und Bedenken angegangen werden? Die Beantwortung dieser Fragen erfordert die Zusammenarbeit von Forschern aus den verschiedensten Bereichen, darunter Neurowissenschaften, Endokrinologie, Stoffwechsel, Ernährung und Weltraummedizin. Letztlich geht es darum, sichere und wirksame Methoden zur Herbeiführung von Torpor beim Menschen zu entwickeln, um die damit verbundenen Risiken zu minimieren.

Die grundlegenden physiologischen Mechanismen des Wärmehaushalts und der Temperaturregulation bei verschiedenen Organismen einschließlich des Menschen haben wir nun kennengelernt. Im folgenden Kapitel wird es deshalb darum gehen, die unterschiedlichen hitzebedingten Krankheitsbilder kennenzulernen und die dahinterliegenden pathophysiologischen Vorgänge zu verstehen – auch und insbesondere im Hinblick auf unterschiedliche Altersgruppen, mit und ohne Vorerkrankungen oder medikamentöser Therapie. Dies schließt die Erläuterung von präventiven Maßnahmen ein, wobei auch die rechtlichen Rahmenbedingungen in Deutschland berücksichtigt werden.

GESUNDHEIT UND HITZE

Sternbild des Hundes und Hitzewellen – wie gehören die zusammen? Hot car deaths – eine besondere Art zu sterben? Rhabdomyolyse, klingt nicht gut – ist es auch nicht. Crush-Syndrom ebenso. ArbSchG – sollte man kennen.

Hitzebedingte Erkrankungen

Als Folge hoher Sonneneinstrahlung und erhöhter Umgebungstemperaturen können Sonnenbrände, Hitzekrämpfe, Hitzekollaps, Hitzeerschöpfung und ein Hitzschlag auftreten. Ein Sonnenbrand wird durch zu starke ultraviolette Strahlung (UV-Strahlung) bei Aufenthalt im Freien ausgelöst. Je nach Tages- und Jahreszeit sowie nach geografischer Lage fällt die UV-Strahlung, der wir ausgesetzt sind, unterschiedlich stark aus. Außerdem ist zu berücksichtigen, dass es unterschiedliche Arten von UV-Strahlung gibt. Bei der UV-A-Strahlung handelt es sich um eine energiearme, langwellige Strahlung, die tiefer ins Gewebe eindringen kann. UV-B-Strahlen sind hingegen kurzwellige, energiereichere Strahlen. Die UV-C-Strahlung schließlich ist eine sehr energiereiche Strahlung, die jedoch normalerweise in den oberen Atmosphärenschichten ausgefiltert wird und daher glücklicherweise unseren Körper gar nicht erreicht. Die UV-A- und UV-B-Strahlungen hingegen gelangen in unseren Körper und beeinflussen dort die

Gewebezellen in Haut und Augen. Die UV-A-Strahlung, die tiefer in die Haut eindringt, verursacht eine Verdunkelung des Hautfarbstoffs Melanin. Dieses Melanin wird von speziellen Zellen, den Melanozyten, gebildet. Es hat die Fähigkeit, ultraviolette Strahlen zu absorbieren und damit die Haut vor schädlichen Auswirkungen zu schützen. Die Zellen finden sich verstreut in der unteren Schicht der Epidermis. Der jeweilige Hautton des Menschen hängt jedoch nicht von der Anzahl dieser Melanozyten ab, sondern davon, wie viel Melanin diese produzieren und wie dieses Melanin in den Zellen verteilt ist. Diese Faktoren wiederum sind genetisch vorgegeben. Menschen, die in äquatorialen Bereichen beheimatet sind oder in den Hochgebirgen dieser Erde leben, weisen naturgemäß eine stärkere Aktivität der Melanozyten auf und damit eine dunklere Hautfarbe als Menschen aus anderen, lichtärmeren Regionen.

Aber auch dieser natürliche Schutz hat seine Grenzen. Eine zu starke UV-Strahlung kann zu Sonnenbrand, Pigmentstörungen der Haut, Faltenbildung bis hin zu Hautkrebs führen. Deshalb ist es wichtig, längere Aufenthalte in der prallen Sonne zu vermeiden, beziehungsweise sich und insbesondere Kinder und Babys, die besonders anfällig sind, ausreichend zu schützen.

Vor dem Aufenthalt im Freien an sonnigen Tagen sollte an lichtausgesetzten Hautstellen (Gesicht, Hände, Oberkörper) Sonnencreme aufgetragen werden, die einen ausreichend hohen Lichtschutzfaktor (über 30) aufweist. Am Meer und im Gebirge ist die Belastung mit UV-Strahlung größer und erfordert unter Umständen noch höhere Lichtschutzfaktoren (über 50). Ferner sollte lange Kleidung, die die Haut vor Sonneneinstrahlung schützt, sowie eine Kopfbedeckung getragen werden. Zusätzlich sind die Augen durch eine Sonnenbrille zu schützen, die über einen ausreichenden UV-Schutz verfügt. Wetterdienste geben im Netz Auskunft über den aktuellen örtlichen UV-Index, und je höher dieser Wert ist, desto höher ist das Sonnenbrandrisiko. Dieser UV-Index ist ein Maßstab für die Intensität der UV-Strahlung und dient als Orientierungshilfe für die Einschätzung der gesundheitlichen Risiken durch UV-Strahlung. Er wird der Anschaulichkeit halber in verschiedene Gefahrenbereiche eingeteilt: gering 1–2, mittel 3–5, hoch 6–7, sehr hoch 8–10 und extrem 11+. Dem UV-Gefahrenindex sind in Anlehnung an die Empfehlungen der Weltgesundheitsorganisation WHO geeignete Maßnahmen zum Schutz der Gesundheit zugeordnet wie Aufenthaltsdauer, Art der Bekleidung, Auftragen von Sonnenschutzcremes beim Aufenthalt im Freien. Ab einem UV-Index über zwei sind diese Schutzmaßnahmen zunehmend erforderlich. Bei einem Index ab acht sollte man sich trotz Schutzmaßnahmen in der Mittagszeit möglichst nicht im Freien aufhalten und falls dies nicht möglich ist, unbedingt Schatten suchen. Wie lange sich ein Mensch ohne Schutz in der Sonne aufhalten kann, hängt vom Hauttyp ab, der wie oben bereits erläutert genetisch festgelegt ist. Grob lassen sich vier verschiedene Grundtypen unterscheiden, die sich in der Empfindlichkeit für UV-Strahlung stark unterscheiden. Hauttyp I ist der keltische Typ. Dieser ist gekennzeichnet durch meist rote Haare und eine helle Haut, hat immer Sommersprossen, wird eigentlich nicht braun und kann sich maximal zehn Minuten ohne Schutz im Freien der direkten Sonneneinstrahlung aussetzen. Der Hauttyp II ist der nordeuropäische Typ. Er hat blond-braune Haare, eine helle Augenfarbe, meist Sommersprossen und bräunt langsam. Er kann sich ohne Schutz 10 bis 20 Minuten der Sonne aussetzen. Hauttyp III ist der Mischtyp mit braunen Haaren und vorwiegend brauner Augenfarbe. Er kann sich 20 bis 30 Minuten in der Sonne aufhalten. Der Hauttyp IV ist dann der südländisch wirkende Mensch mit bräunlicher Haut, der nie Sommersprossen aufweist. Dieser Hauttyp kann sich mehr als 30 Minuten ohne Schutz der Sonne aussetzen. Insbesondere für die Hauttypen I und II gilt: Ohne Schutzmaßnahmen werden sich die ersten Symptome eines Sonnenbrandes drei bis fünf Stunden nach der Exposition deutlich bemerkbar machen. Die vom Sonnenbrand betroffenen Hautstellen röten sich und fühlen sich jetzt heiß an. Die Haut kann leicht geschwollen sein, spannen, schmerzen, jucken und brennen. Bei einem sehr starken Sonnenbrand kommt es zu einer Blasenbildung auf der Haut. Weitere Begleitsymptome können Kopfschmerzen, Fieber und Übelkeit mit Erbrechen sein.

Der Heilungsprozess hängt von der Schwere des Sonnenbrandes ab. Leichte Sonnenbrände heilen in etwa einer Woche ab, schwere Sonnenbrände brauchen dafür länger. Dies bedeutet: Ein Sonnenbrand am ersten Urlaubstag kann den Betroffenen über den ganzen Reisezeitraum von zwei Wochen verfolgen. Und nicht nur das. Jeder Sonnenbrand im Laufe eines Lebens erhöht das Risiko, 20 bis 30 Jahre später an Hautkrebs zu erkranken, im schlimmsten Fall den schwarzen Hautkrebs, das maligne Melanom.

An dieser Stelle seien ein paar Anmerkungen zu Solarien, auch Sonnenbänke genannt, erlaubt. Die physikalischen Gemeinsamkeiten von Sonne und Solarium hinsichtlich der UV-Strahlung sind, dass beide alle drei UV-Strahlungen, UV-A, UV-B und UV-C, produzieren, wobei Letztere bekanntlich durch die Atmosphäre abgeschirmt wird, was bei Solarien durch spezielle Strahlungsfilter erreicht wird. Was die UV-A- und die UV-B-Strahlungen betrifft, ist Sonne und Solarien gemeinsam, dass beide Strahlungen eine Bräune oder einen Sonnenbrand hervorrufen können, die Hautalterung durch sie beschleunigt wird und beide Strahlungstypen das Hautkrebsrisiko erhöhen. Allerdings gibt es in Bezug auf die UV-Strahlung auch einige wichtige Unterschiede zwischen natürlicher Sonne und Solarium. Da ist zunächst die Bestrahlungsstärke. In Solarien ist die Bestrahlungsstärke konstant, während die Bestrahlungsstärke der Sonne im Tagesverlauf, abhängig von den Jahreszeiten und dem geografischen Breitengrad, schwankt. Ferner ist das Verhältnis von UV-A-Strahlung zu UV-B-Strahlung anders als bei natürlicher Sonneneinstrahlung, was sich biologisch verschieden auswirkt. Die sonnenbrandwirksame Stärke der Bestrahlung durch die UV-Strahler in einem Solarium orientiert sich an der sogenannten Referenzsonne, und diese – das wissen die meisten Menschen nicht – entspricht immerhin der Sonneneinstrahlung mittags am Äquator, bei wolkenlosem Himmel auf Höhe des Meeresspiegels. Die UV-Schutzverordnung des Gesetzgebers hat die sonnenbrandwirksame UV-Strahlung dieser Referenzsonne als Obergrenze für die zulässige Bestrahlungsstärke in Solarien festgesetzt. Dies bedeutet praktisch, dass die Summe der sonnenbrandwirksamen UV-A- und UV-B-Strahlung in Deutschland in Solarien 0,3 Watt pro Quadratmeter (W/qm) nicht überschreiten darf. Übertragen auf den UV-Index entspricht dies immerhin einem Index von 12. Im Vergleich zwischen natürlicher Sonnenstrahlung und Solarium ist jetzt aber zu berücksichtigen, dass das Verhältnis von UV-A zu UV-B in den beiden Strahlungsquellen verschieden ist.

Daraus ergibt sich die unterschiedliche biologische Wirksamkeit. Es ist also nicht dasselbe, unter der Sonnenbank oder unter der Sonne zu liegen, auch wenn beide maximal mit 0,3 W/qm sonnenbrandwirksamer Bestrahlungsstärke strahlen. So hat die Referenzsonne einen UV-A-Anteil von 0,11 W/qm und einen UV-B-Anteil von 0,19 W/qm. Sogenannte Tiefenbräuner für Langzeiteffekte in Solarien haben aber einen wesentlich höheren UV-A-Anteil von 0,2 W/qm und einen UV-B-Anteil von 0,1 W/qm. Turbobräuner für kurzzeitige Effekte weisen mit 0,25 W/qm einen noch höheren UV-A-Anteil und mit UV-B-Wert von 0,05 W/qm einen sehr niedrigen Strahlungsanteil auf. Jetzt wird auch verständlich, warum Solarien so schnelle Bräunungseffekte erzielen. Diese technischen Anlagen sind aber sowohl kurzfristig – Sonnenbrandgefahr – als auch langfristig – möglicherweise erhöhtes Risiko für Hautkrebs – für die Gesundheit nicht unbedenklich.

Hitzeerschöpfung

Bei schwerer körperlicher Arbeit, hohen Umgebungstemperaturen von über 27 °C und hoher relativer Luftfeuchtigkeit können die Flüssigkeitsverluste durch Schwitzen leicht mehrere Liter pro Tag betragen. Mit dem Schweiß kommt es zu Elektrolytverlusten, insbesondere von Natrium, Chlor, Magnesium, Kalium und Calcium Na^+, Cl^-, $Mg2^+$, K^+ und $Ca2^+$. Das Trinken von elektrolytarmem Wasser verstärkt den Abfall der extrazellulären Ionenkonzentrationen weiter. Durch den Verlust von Natrium und Magnesium können Hitzekrämpfe zum Beispiel in der Wadenmuskulatur auftreten. Gelegentlich betreffen die Krämpfe auch die Abdominal-Muskulatur und täuschen dann einen sogenannten »Akuten Bauch« vor, eine chirurgisch-internische Notfallsituation, deren Ursachen in den nächsten Stunden abgeklärt sein muss. Der Verlust von Chlor-Ionen wiederum führt zu einem Anstieg des pH-Wertes im Magen, einer Übersäuerung oder Hypoazidität. Besonders in tropischen Klimaten begünstigt diese Hypoazidität, verbunden mit einer Abnahme der Magensaftmenge, die Aufnahme von krankheitserregenden Keimen in den Magen-Darm-Trakt. Daraus resultierende Darmerkrankungen in Form von Durchfall beschleunigen den Verlust von notwendigen Elektrolyten und führen gleichzeitig zu einer Abnahme des Gesamtwasserbestandes des Körpers. Innerhalb von wenigen Stunden kann sich das Krankheitsbild einer Hitzeerschöpfung entwickeln. Zu den ersten Warnsignalen gehören Kopfschmerzen, Erschöpfung, Schwindel und eine beginnende Übelkeit. Die Betroffenen sollten an einen kühlen Ort gebracht und eventuell zu hitzestauende Bekleidungsstücke sollten abgelegt werden. Körperliche Ruhe und Flüssigkeitsgabe mit Elektrolyten sind dann angezeigt. In der Regel sollten die Beschwerden nach einigen Minuten nachlassen. Sind die Flüssigkeits- und Elektrolytverluste allerdings bereits zu groß oder erfolgt keine Abnahme der Hitzebelastung, kann dieser Zustand der Hitzeerschöpfung fließend in eine Bewusstlosigkeit übergehen. Dann spricht man von einem Hitzekollaps. Dieser stellt nun schon eine Notfallsituation dar.

Hitzekollaps

Dürften die Ursachen und Symptome von Sonnenbränden oder einer Hitzeerschöpfung in der Allgemeinheit weitgehend bekannt sein, trifft dies auf den Hitzekollaps im Rahmen der Hitzeerkrankungen vermutlich nicht unbedingt zu. Bei dem Hitzekollaps handelt es sich definitionsgemäß um eine Blutvolumenverteilungsstörung oder auch hypodyname Kreislaufstörung, die besonders in den ersten Tagen eines Aufenthalts in heißem Klima auftreten kann. Auslöser des Hitzekollapses ist ein Versagen des Herz-Kreislauf-Systems infolge zu hoher Umgebungstemperaturen und eine damit verbundene Volumenverteilungsstörung im Kreislauf. Krankheitsauslösend ist ein Missverhältnis zwischen Wärmeproduktion, Wärmeaufnahme und Wärmeabgabe, da zunächst die Hautdurchblutung durch periphere Vasodilatation, also die Erweiterung der Blutgefäße, gesteigert ist. Dies erfordert selbst in Ruhe eine Beschleunigung des Herzschlags. Durch die ausgeprägte periphere Vasodilatation in den Hautgefäßen verringert sich das Blutvolumen im Brustkorb. Diese Verringerung führt zu einer Minderversorgung zentral gelegener Organe einschließlich des Gehirns. Betroffene berichten, bevor sie bewusstlos werden, dass ihnen schwarz vor Augen wurde. Dies deutet physiologisch darauf hin, dass die Netzhaut der Augen nicht mehr adäquat durchblutet, also mit Sauerstoff versorgt wird. Das Sehzentrum im Hinterkopf des Gehirns, dem Occipitallappen, funktioniert zu diesem Augenblick offensichtlich noch. Da die Netzhaut zu den im Körper pro Gramm am stärksten durchbluteten Geweben zählt, machen sich hier Versorgungsdefizite am schnellsten bemerkbar. Was dann unmittelbar folgt, ist eine orthostatische Labilität, ein Verlust des Muskeltonus und eine einsetzende Bewusstlosigkeit. Anders als beim klassischen Hitzschlag ist die Schweißbildung bei Patienten mit einem Hitzekollaps intakt, sodass sich die Haut feucht anfühlt.

Auch ist die Körperkerntemperatur niedriger (38,5–41 °C) als bei einem Hitzschlag (über 41 °C). Mögliche Vorboten eines Hitzekollapses sind Blutdruckabfall, eine Abnahme der Herzfrequenz, ein Schwächegefühl, Schwindel, Müdigkeit, Kopfschmerzen, Appetitlosigkeit, Übelkeit, Erbrechen und ein Drang zum Stuhlgang. Als weitere Symptome treten manchmal eine Gänsehaut auf der Brust und an den Oberarmen auf. Die Patienten hyperventilieren und haben eventuell Muskelkrämpfe sowie eine inkohärente, verwaschene Sprache. Werden zu diesem Zeitpunkt Blutproben genommen, so lassen die Laboruntersuchungen unter anderem eine Verdickung des Blutes (Hämokonzentration), einen zu hohen Natriumspiegel (Hypernatriämie), einen zu hohen Phosphorspiegel (Hypophosphatämie) und eine »Unterzuckerung« (Hypoglykämie) erkennen. Bei Hitzeerschöpfung sollten Betroffene so schnell wie möglich an einen kühlen Ort gebracht und deren Kleidung geöffnet oder entfernt werden, um den Wärmeaustausch zu erleichtern. Zur Erstversorgung eines Patienten mit Hitzekollaps zählt die Hochlagerung der Beine, wenn zuvor überprüft wurde, dass ein regelmäßiger – wenn vielleicht auch nur schwacher – Puls vorliegt. Dies dient zur Abklärung, ob die Bewusstlosigkeit vielleicht auch auf einen Herzinfarkt zurückzuführen ist. In diesem Fall könnte die Hochlagerung der Beine und damit die zusätzliche Volumenbelastung des Herzens zu weitergehenden, lebensbedrohlichen Rhythmusstörungen führen. Bei einem Patienten mit Hitzekollaps führt die Hochlagerung in der Regel dazu, dass er sein Bewusstsein rasch wiedererlangt. Diese Maßnahme kann durch Kühlen des Kopfes unter fließendem kaltem Wasser, Coolpacks, kalten Umschlägen oder durch das Zufächeln von Luft unterstützt werden. Alles, was der Abkühlung des Körpers und insbesondere des Kopfes dient, ist hilfreich zur Behandlung des Hitzekollapses. Wenn die Betroffenen wieder bei Bewusstsein und unter Aufsicht in eine bequeme Sitzposition gebracht worden sind, ist die kontrollierte Zufuhr von reichlich Flüssigkeit notwendig, wobei Elektrolytgetränke, Fruchtschorle, Mineralwasser, leicht gesalzenes Wasser, alkoholfreies Bier oder eine Bouillon zu bevorzugen sind. Nach einem überstandenen Hitzekollaps ist eine Erholungsphase ohne Hitzebelastung für ein bis drei Tage für die betroffenen Personen erforderlich, denn es sei wiederholt: Der Hitzekollaps ist als eine Notfallsituation anzusehen, der Hitzschlag erst recht.

Hitzschlag

Eine länger andauernde Überwärmung über 40 °C führt zum Hitzschlag (Desorientiertheit, Krämpfe, Delirium), bei dem das dabei auftretende Hirnödem rasch zum Tod führen kann. Der Hitzschlag ist eine lebensbedrohliche Störung der Temperaturregulation, die besonders häufig bei älteren Menschen, die unter chronischen Krankheiten (Arteriosklerose, Herzinsuffizienz, Diabetes mellitus) leiden, in den ersten Tagen einer Hitzewelle auftritt. Ferner sind Hitzschläge nach Gabe von Anticholinergika, die die Schweißproduktion hemmen, unter Diuretika-Therapie sowie bei Menschen mit Hautkrankheiten bekannt, bei welchen die Wärmeabgabe erschwert ist (zum Beispiel ektodermale Dysplasie, kongenitales Fehlen der Schweißdrüsen, schwere Sklerodermie). Allerdings können auch junge Menschen nach extremer körperlicher Belastung und fehlender Kopfbedeckung bei starker Sonneneinstrahlung vom Hitzschlag betroffen sein. Pathophysiologisch ist beim Hitzschlag die Temperaturregulation im Hypothalamus gestört, sodass es trotz hoher thermischer Belastung zu keiner Erweiterung der peripheren Hautgefäße kommt und die Schweißproduktion ausbleibt. Patienten mit Hitzschlag weisen daher eine trockene, heiße Haut auf. Pro 1 °C Temperaturerhöhung steigt dabei der Grundumsatz um 7 Prozent, sodass bei 41 °C dies eine Grundumsatzsteigerung von annähernd 40 Prozent bedeutet. Häufig ist das Blutvolumen vermindert und dadurch der Hämatokrit erhöht. Dies wiederum führt zu einer Verdickung des Blutes, und die herabgesetzten Fließeigenschaften des Blutes belasten das Herz-Kreislauf-System zusätzlich, insbesondere auch in der rechten Herzkammer, weil im pulmonalen Gefäßbett eine Widerstandserhöhung der Blutgefäße zu beobachten ist. Zu den Warnsymptomen eines drohenden Hitzschlags zählen kurzfristig auftretende, heftige Kopfschmerzen, Schwindel, Schwächegefühl, Abdominalbeschwerden, Verwirrung oder vertiefte Atemzüge. Die Muskeln sind schlaff, und die Sehnenreflexe können vermindert sein; die Pulsfrequenz ist gesteigert. Je nach Schweregrad des Hitzschlags sind die betroffenen Personen zumindest lethargisch, im schlimmsten Fall sogar komatös. Die Haut der Patienten ist rot, trocken und heiß. Wichtiges Kriterium eines Hitzschlags ist die Körperkerntemperatur. Diese liegt meist über 40,5 °C. Prinzipiell sind beim Menschen Körperkerntemperaturen von über 44 °C selten dokumentiert worden, weswegen davon auszugehen ist, dass in diesem Bereich für den Organismus vermutlich die obere Temperaturgrenze für den Menschen liegt. Über die Mortalität eines Hitzschlags nach Einweisung in ein Krankenhaus sind in der Literatur unterschiedliche Angaben zu finden.

Manche Autoren gehen von zirka 10 Prozent, andere hingegen von etwa 20 bis 60 Prozent aus. Weitgehende Übereinstimmung besteht darin, dass vornehmlich ältere Menschen tödliche Hitzschläge erleiden. Dies ist womöglich darauf zurückzuführen, dass ältere Menschen Vorerkrankungen aufweisen, vor allem im Herz-Kreislauf-System. Letztlich sterben die Patienten mit einem Hitzschlag meistens an einem Multiorganversagen. Dazu kommt es, weil die erhöhte Körpertemperatur die körpereigenen Immunzellen aktiviert, was eine systemische Entzündungsreaktion auslöst. Diese führt zu weiteren Schäden an verschiedenen Organen. Hiervon sind insbesondere die Lunge und die Nieren betroffen. Therapieziel muss sein, so schnell wie möglich die Körperkerntemperatur zu senken. Weil beim Hitzschlag die wärmeregulierenden Kontrollsysteme im Hypothalamus versagen, müssen forciert externe Mittel, die der Wärmeabgabe dienen, eingesetzt werden. Hierzu gehören im intensivmedizinischen Bereich auch der Einsatz eines Eiswasserbades oder die extrakorporale Kühlung des Blutkreislaufs. Leider kann ein überstandener Hitzschlag bleibende Schäden im Bereich der thermoregulatorischen Zentren im Hypothalamus hinterlassen, sodass die betroffenen Patienten künftig noch anfälliger für extreme Umgebungstemperaturen sind. Die Dokumentation eines bereits durchlebten Hitzschlags ist somit ein wichtiges Detail in einer Patientengeschichte, insbesondere in pflegerischen Diensten, da im Zuge von Hitzewellen auf diesen Personenkreis in der Versorgung ein besonderes Augenmerk gerichtet werden sollte.

Auf folgende Fragen muss der Gesundheitssektor Antworten finden: Welche Bevölkerungsgruppen sind von Hitzewellen besonders betroffen? Welche Vorsorgemaßnahmen sind zu treffen, und welche arbeitsmedizinischen und arbeitsrechtlichen Aspekte sind zu beachten?

Die gesundheitlichen Folgen durch Hitzewellen sind – wie wir gesehen haben – vielfältig. Neuere Untersuchungen belegen, dass besonders ältere Menschen, Kinder oder Personen mit chronischen Vorerkrankungen des Herz-Kreislauf-Systems oder der Atemwege unter Hitzewellen leiden. Zur letzteren Gruppe zählen vor allem Menschen mit einer chronisch obstruktiven Lungenerkrankung, im englischsprachigen Raum auch chronic obstructive pulmonary disease (COPD) genannt. In diesem Personenkreis steigen die Sterblichkeit (Mortalität) und die Erkrankungshäufigkeit (Morbidität) beim Auftreten von Hitzewellen signifikant an. Erschwerend kommt hinzu, dass bei langen Hitzewellen in Bodennähe gleichfalls die Konzentrationen des Gases Ozon ansteigen. Dieses Gas schirmt uns in 30 bis 40 Kilometer Höhe in der Atmosphäre vor zu hoher UV-Strahlung ab (Schutzschild-Funktion). Allerdings sind Konzentrationen dieses Gases – über den Zeitraum von einer Stunde in Bodennähe gemessen – von über 180 µg/m³ (Mikrogramm pro Kubikmeter Luft) als gesundheitsschädlich anzusehen. Deshalb verbreiten die Medien bei Überschreiten dieses Ozon-Grenzwertes allgemeine Verhaltensempfehlungen für die Bevölkerung. Im Jahr 2021 wurde diese Schwelle mehrmals in verschiedenen deutschen Regionen überschritten, wie in Baden-Württemberg, Nordrhein-Westfalen, Rheinland-Pfalz, Hessen und dem Saarland. Per App kann man sich über die täglichen und für die nächsten Tage prognostizierten Ozondaten in seiner Umgebung informieren.

Besonders hoch sind die Ozonwerte bei sommerlichem Wetter in den Nachmittagsstunden. Wer empfindlich auf

Ozon reagiert, sollte deshalb – wenn möglich – jegliche sportliche oder körperlich anstrengende Tätigkeit im Freien meiden oder solche Aktivitäten besser in den Abend oder die frühen Morgenstunden verlegen. Zu diesen Zeiten sind die Ozonwerte deutlich niedriger. Den einen oder anderen mag das überraschen – aber: Die Ozonwerte in den Innenstädten sind vielerorts geringer als am Stadtrand. Warum? Die chemischen Ausgangsstoffe für die Bildung von Ozon in Bodennähe sind Stickoxide, die im Straßenverkehr freigesetzt werden oder aus sehr flüchtigen organischen Verbindungen von Farben, Lacken, Klebstoffen oder Reinigungsmitteln stammen. Erst mal freigesetzt, werden diese durch den Wind aus der Stadt heraustransportiert und mutieren in den Stadtrandregionen zum eigentlichen Ozon. In den Innenstädten hingegen wird der Abbau des Ozons dadurch beschleunigt, dass das Gas direkt mit dem durch den Autoverkehr freigesetzten Stickstoffmonoxid (NO) reagiert. Dadurch sinken die Ozonkonzentrationen, und die Belastung ist in Innenstädten, wo viele Autos fahren, deutlich niedriger. Daraus folgt gleichzeitig als Handlungsempfehlung bei Hitzewellen für die Bewohner in Innenstädten: Die Wohnung am besten morgens gut lüften und danach die Fenster bis zum Abend geschlossen halten. Zu den typischen Auswirkungen erhöhter Ozonkonzentrationen gehören Husten, Reizung der Schleimhäute, Kopfschmerzen oder Atembeschwerden aufgrund von Einschränkungen der Lungenfunktion. Aus diesen Gründen sollten gerade Personen mit Atemwegserkrankungen jegliche physisch anstrengende Arbeit im Freien bei erhöhten Ozonwerten vermeiden.

Wie verheerend Hitzewellen wüten können, wenn sie auf eine relativ schlecht vorbereitete Bevölkerung treffen, zeigte in tragischer Weise der sogenannte Jahrhundertsommer 2003. Damals starben hitzebedingt in Deutschland über 9.300 Menschen, in ganz Europa waren es schätzungsweise 70.000 Menschen.

Worauf muss ich achten? Was kann ich tun?

Eine Hitzewelle trifft die gesamte Gesellschaft. Familien, Kinder, Berufstätige, ältere Menschen, Gesunde und nicht zuletzt Kranke in besonderem Maße. Dabei sind Menschen, die in der Stadt leben, in der Regel davon stärker betroffen als jene auf dem Land, was zur wissenschaftlichen Bezeichnung der Urban Heat Island (UHI), der städtischen Wärmeinsel, führte. Enge Bebauung, ein hoher Anteil an versiegelten Flächen, wenige Grünflächen und ein Mangel an Schatten spendenden Bäumen führen bei Hitzewellen dazu, dass sich städtische Ballungsgebiete am Tage stärker aufheizen und die Lufttemperaturunterschiede zwischen Stadt und Umland durchaus mehr als 10 °C betragen können. Da die Gebäude diese hohen Temperaturen speichern und in der Nacht diese Wärme wieder an die Umgebung abgeben, bleiben die Temperaturen in den Städten auch nachts auf einem deutlich höheren Niveau als auf dem Land. Diese Umstände führen dazu, dass die Gesundheitssysteme (Ärztekammer, ärztliche Praxen, Krankenhäuser) und angeschlossene Gesundheitsberufe (Pflegedienste, soziale, seelsorgerische und kirchliche Betreuungseinrichtungen) in Städten besonders gefordert sind. Sie müssen auf verschiedenen Ebenen im Notfall eng zusammenarbeiten. Aber nicht nur diese, sondern auch Familien, Verwandte, Freunde und Bekannte. Denn Hitzewellen lassen nicht nur die Temperaturen steigen, sie verstärken auch die soziale Isolation vor allem von älteren, alleinstehenden Menschen, deren Anteil an der Bevölkerung ständig wächst. Um ein koordiniertes Handeln der verschiedenen Einrichtungen (Deutscher Wetterdienst, Polizei, Feuerwehr, Krankenhäuser, Pflegeheime und Sozialdienste) zu gewährleisten, haben eine Reihe von Bundesländern in Deutschland bereits sogenannte Hitzeschutzpläne entwickelt oder sind dabei, diese zu erstellen. Allen diesen Hitzeschutzplänen ist gemeinsam, dass sie auf die schmerzlichen Erfahrungen der Hitzewelle 2003 zurückgreifen. Frankreich hat hier als erstes europäisches Land vorbildliche Arbeit mit dem »plan canicule« geleistet. Dieser erstmals 2007 veröffentlichte nationale Plan ist eine Art Ausbildungs- und Gebrauchsanweisung, worauf bei einer Hitzewelle zu achten ist und was zu tun empfohlen wird. Dann bleiben auf öffentliche Anordnung beispielsweise in Paris Parks bis Mitternacht geöffnet, Ämter mit kühlen Räumen werden der Bevölkerung zugänglich gemacht, ältere, alleinstehende Personen werden von Hilfskräften besucht oder zumindest angerufen, um sich über ihren Zustand zu informieren. Die eigentümliche Bezeichnung »plan canicule« (canicule frz. für Gluthitze, Hundstage) geht auf das Sternbild des Hundes zurück. Schon im Altertum hatte man im Mittelmeerraum beobachtet, dass, wenn im August das Sternbild des Hundes am Firmament erscheint, die heißesten Tage des Jahres herannahen. Die im Folgenden gegebenen Handlungsempfehlungen basieren auf diesen Hitzeschutzplänen, die von den Behörden ständig überarbeitet und auf die lokalen, spezifischen Gegebenheiten zugeschnitten werden. Doch zunächst ist zu klären, warum Hitzewellen so gefährlich sind.

Warum sind Hitzewellen besonders gefährlich?

Bereits Sommertage, bei denen die Tagestemperaturen 25 °C überschreiten, insbesondere wenn diese Tage mit einer hohen Luftfeuchtigkeit einhergehen, können das allgemeine Wohlbefinden beeinträchtigen. Hitzetage, an denen die Lufttemperaturen über 30 °C liegen, schränken das allgemeine Wohlbefinden der Menschen zunehmend ein; vor allem ältere Menschen und solche mit Vorerkrankungen des Herz-Kreislauf-Systems, der Nieren und der Atmungsorgane sind hiervon betroffen. Sie sind körperlich geschwächt, vielleicht bettlägerig, in ihrer kognitiven Leistungsfähigkeit eingeschränkt, haben ein herabgesetztes Durstgefühl, leiden vielleicht unter mehreren Krankheiten und sind durch ein geschwächtes Immunsystem anfällig für Infektionen. Durch die eingeschränkte Leistungsfähigkeit des Herz-Kreislauf-Systems und der Blutgefäße zur Abgabe überschüssiger Wärmemengen kann die Körpertemperatur nicht mehr adäquat reguliert werden und ein gestörter Salz-Wasser-Haushalt beeinträchtigt unter Umständen das Schwitzen, was zu einer weiteren eingeschränkten Wärmeabgabe führt. Diesen Herausforderungen muss sich der Organismus auch dann stellen, wenn die nächtlichen Temperaturen nicht unter 20 °C fallen und man von den sogenannten Tropennächten spricht. Im Paris des Sommers 2003 lagen in manchen Nächten die Lufttemperaturen sogar über 25 °C. Dann ist das Herz-Kreislauf-System extrem belastet, weil es keine Ruhephasen mehr erfährt – also Tag und Nacht beansprucht wird. Für ein vorgeschädigtes Herz kann dieser Zustand tödlich sein. Nunmehr versteht man auch, warum Hitzewellen die Situation nochmals verschärfen: Denn dann bestehen diese hohen Tages- und Nachttemperaturen gleich über mehrere Tage. Die Schlafqualität wird dadurch nachhaltig beeinträchtigt, und der Körper kann sich nicht richtig regenerieren. Jeder weitere Hitzetag verschlimmert die Situation. Statistisch gesehen treten die meisten Todesfälle am dritten Tag einer Hitzewelle auf.

Allgemeine Empfehlungen zur Vorsorge

Hierzu hat sich das Bundesamt für Bevölkerungsschutz und Katastrophenhilfe, BKK (BBK genannt), Gedanken gemacht. Es empfiehlt die Aufnahme von zwei bis drei Litern Flüssigkeit pro Tag. Aus ärztlicher Sicht ist anzumerken, dass eine solche Flüssigkeitsmenge voraussetzt, dass keine Erkrankungen zum Beispiel der Nieren vorliegen.

Zweifellos ist Wasser das wichtigste Lebensmittel. Ohne Zufuhr von Wasser treten schon nach zwei bis vier Tagen ernste gesundheitliche Probleme auf, weil Abbauprodukte, zum Beispiel ammoniakhaltige chemische Verbindungen, im Stoffwechsel nur eingeschränkt oder gar nicht über die Nieren in ausreichendem Maß ausgeschieden werden können. Jeder weitere Tag ohne Flüssigkeitsaufnahme führt zu zunehmenden Bewusstseinsstörungen, und nach sieben bis zehn Tagen tritt der Tod ein. Nur unter sehr günstigen Rahmenbedingungen (zum Beispiel kühlere Umgebungstemperaturen) ist ein längerer Überlebenszeitraum in Ausnahmefällen dokumentiert worden. Warum genau ist das so? Wasser ist ein Bestandteil aller Zellen und Körperflüssigkeiten. Im menschlichen Körper schwankt der Wassergehalt je nach Alter, Geschlecht und Körperzusammensetzung zwischen 50 Prozent (ältere Menschen) und 70 Prozent (Neugeborenes/Kleinkind). Beim gesunden Erwachsenen befinden sich etwa zwei Drittel des Gesamtkörperwassers von rund 42 Litern innerhalb der Körperzellen (intrazellulär), also etwa 30 Liter, und ein Drittel, also etwa 12 Liter, außerhalb der Zellen (extrazellulär). Diese Verteilung des Wasserbestandes im Körper wird überwiegend mit Hilfe von Natrium reguliert und konstant gehalten und ist damit eng mit dem Salzgehalt des Körpers verbunden. Jede Salzaufnahme, die beim Menschen vorwiegend über Kochsalz – chemisch Natriumchlorid oder kurz NaCl genannt – erfolgt, hat wiederum eine entsprechende Wasseraufnahme zur Folge, die die entsprechende Menge Salz aufnimmt. Deshalb entwickelt man nach dem Verspeisen eines salzigen Herings oder anderer salzhaltiger Speisen so einen kräftigen Durst. Dieses Durstgefühl wird wiederum durch spezialisierte Zellen im Hypothalamus, einer sehr alten anatomischen Struktur im Gehirn, ausgelöst. Auch dieser Hypothalamus ist an der Regulation des Wassergehaltes im Körper beteiligt und greift über ein Hormon, das antidiuretische Hormon (ADH), direkt in den Wasserhaushalt des Körpers ein. Es kontrolliert in den Nieren die Wasserausscheidung über spezielle Kanäle, die Aquaporine, und entscheidet somit – kurz gesagt –, wie viel vom aufgenommenen Trinkwasser mit dem Harn ausgeschieden wird und wie viel im Körper verbleiben soll. Hier kann man sich fragen, wofür der Körper eigentlich so eine einfache chemische Substanz wie Wasser braucht. Tatsächlich hat es vielfältigste Aufgaben, was verdeutlicht, warum seine Aufnahme und Abgabe so fein geregelt sein muss, wenn die Funktionsfähigkeit verschiedener Organe und Organsysteme gewährleistet sein soll. Zunächst dient es als Zellbaustoff, dann als Lösungs- und Transportmittel im Stoffwechsel, als Steuerung des Säure-Basen-Haushalts und eben nicht zuletzt: zur Temperaturregulierung des Körpers.

Tägliche Trinkmengen sollten deshalb bereits im Vorfeld einer Hitzeperiode mit dem Hausarzt oder Pflegemanagement abgesprochen werden. Genauso wichtig ist es, Trinkvorräte gerade für ältere, gehbehinderte Menschen in Wohnung/Einrichtung anzulegen. Dabei ist zu berücksichtigen, koffein- und alkoholhaltige Getränke zu vermeiden, denn beide Substanzen fördern die sogenannte Diurese, also einen Verlust von Körperwasser über die Nieren. Besonders geeignet für die Flüssigkeitszufuhr – allerdings nicht zu kalt, denn dies kann zu Beschwerden im Magen-Darm-Trakt führen – sind Mineralwässer, Fruchtsaftschorlen oder leichte Teesorten (zum Beispiel Pfefferminztee). Mineralwässer sind als günstig anzusehen, da durch das Schwitzen bei einer Hitzewelle Salze über den Schweiß verloren gehen – man spricht von einem Verlust von Elektrolyten. Der Schweiß des Menschen hat immerhin ungefähr ein Drittel der Salz- oder Elektrolytkonzentration, die im Blut zu finden ist. Es ist offensichtlich, dass insbesondere bei einer längeren Hitzeperiode mit mehreren Litern Schweißabgabe pro Tag erhebliche Salzverluste auftreten und die Funktion des Gesamtorganismus beeinträchtigt wird. Da die allgemeine und insbesondere die Konzentrationsfähigkeit der Nieren mit dem Alter abnimmt, ist eine ausreichende Salzzufuhr sicherzustellen, weil bei älteren Menschen das Durstempfinden und das Geschmacksgefühl für Salz deutlich reduziert ist. Dieser Mangel an Salzen kann entweder durch das zusätzliche salzen von Mahlzeiten oder die entsprechende Einnahme von Salztabletten ausgeglichen werden.

Weitere Handlungsempfehlungen bei Hitzewellen

Weitere allgemeine Handlungsempfehlungen für Hitze-wellen betreffen die Bekleidung. Diese sollte leicht sein, für Luft- und Wasserdampf durchlässig, der Kopf bedeckt, um den Einfluss einer direkten Sonneneinstrahlung zu mindern. Körperliche Anstrengungen sollten vermieden oder zu sehr früher oder später Uhrzeit ausgeübt werden. Kinder sollten am besten morgens und abends gewogen werden, um eventuelle Flüssigkeitsverluste zu ermitteln, damit diese dann gezielt ersetzt werden können. Ferner ist an das Auf-tragen von Sonnenschutzcremes mit hohem Lichtschutz-faktor von über 30 vor dem Aufenthalt im Freien zu denken, und generell sollte der Aufenthalt im Freien zeitlich begrenzt sein und sich möglichst auf schattige Plätze beschränken.

Um den Aufenthalt in den Wohnungen/Gebäuden ins-besondere in Dachgeschossen bei einer Hitzewelle erträg-licher zu machen, gilt es, die frühen Morgen- und die Nacht-stunden zu nutzen, um kühle Luft durch das Öffnen von Fenstern und Türen in die Wohnungen zu lassen. Tagsüber sollten die Fenster durch Vorhänge oder Jalousien abgedunkelt sein. Jalousien – vorzugweise außen angebracht – reduzieren nachhaltig das Eindringen der Sonnenstrahlung, dessen kurzwellige Strahlung beim Durchtritt durch das Fenster-glas in die Innenräume zu einer langwelligen Strahlung wird, die die Räume nicht mehr verlassen kann. Hierdurch können sich bei direkter Einstrahlung die Temperaturen in Innen-räumen sehr rasch erhöhen. Diese physikalisch bedingte Gesetzmäßigkeit gilt im Übrigen nicht nur in Gebäuden, sondern insbesondere auch für geschlossene Fahrzeuge, die in der Sonne stehen. Innerhalb von einer Viertelstunde können bei hoher Sonneneinstrahlung die Temperaturen im Wageninnern über 40 bis 50 °C erreichen. Für zurückgelassene Kinder oder Haustiere im Wagen kann dies lebensbedrohlich sein, denn die meisten Erwachsenen machen sich nicht bewusst, dass die Körpertemperatur von Kleinkindern aufgrund eines ungünstigen Oberflächen-Volumenverhältnisses, also relativ große Körperoberfläche bei kleinem Volumen, und noch nicht vollständig entwickelter Schweißproduktion, drei- bis fünfmal schneller ansteigt als beim Erwachsenen. Wöchentlich kommt es in den Sommermonaten in den USA zu Todesfällen auf Supermarkt-Parkplätzen oder anderen freiliegenden, offenen Arealen. Das United States Department of Transportation zählte allein 2018 und 2019 jeweils 53 tödliche Hitzschläge bei in Fahrzeugen zurückgelassenen Kindern. In den Statistiken im angelsächsischen Raum wird diese Todesfolge in einer eigenen Kategorie unter dem Begriff der »hot car deaths«, der in überhitzten Autos Gestorbenen, erfasst. Aber nicht nur Kleinkinder, sondern auch ältere Personen sind bei Hitzewellen besonders gefährdet, weshalb auf diesen Personenkreis im Folgenden noch einmal gesondert eingegangen werden soll.

Spezielle Empfehlungen für ältere Personen

In Deutschland ist ein durchgreifender demografischer Wandel im Gange. Man sieht es in den Einkaufspassagen, man merkt es in Kultureinrichtungen, auf den Straßen und an der Zunahme von Alten- und Pflegeheimen in den Städten. Das Statistische Bundesamt zur Bevölkerungsfortschreibung bestätigt diesen Eindruck. Es hat ermittelt, dass die Zahl derjenigen, die 65 und älter sind, seit 1991 von 12 Millionen auf 18,4 Millionen im Jahr 2021 angestiegen ist – Tendenz weiter steigend, da jüngere Geburtsjahrgänge zahlenmäßig schwächer sind. Das führt dazu, dass Menschen ab 65 einen immer größeren Anteil an der Gesamtbevölkerung ausmachen. So stieg etwa deren Anteil von 15 Prozent im Jahr 1991 auf 22 Prozent im Jahr 2021. Der Anteil der Hochbetagten, also der über 85-Jährigen, steigt noch steiler an. 1991 zählte man in Deutschland rund 1,2 Millionen Hochbetagte, 2021 war deren Anzahl um mehr als das Doppelte auf 2,6 Millionen Menschen angestiegen. Statistisch gesehen, ist aufgrund dieses zunehmenden Anteils älterer Menschen an der Gesamtbevölkerung von Jahr zu Jahr auch mit einer steigenden Zahl der Sterbefälle in Deutschland zu rechnen. Durch den Effekt der Alterung und bei einem Anstieg der Lebenserwartung sollten die Sterbefallzahlen laut Statistischem Bundesamt vor Beginn der Pandemie jährlich um durchschnittlich ein bis zwei Prozent ansteigen. Mit dem Einsetzen der Pandemie änderte sich dies: Bereits 2020 war der Anstieg im Vergleich zum letzten Vorpandemiejahr 2019 stärker ausgeprägt (+5 %). Ausgehend von 2019 wäre für 2021 dann eine Sterbefallzahl von 960.000 bis 980.000 erwartbar gewesen, also ein Anstieg um zwei bis vier Prozent. Tatsächlich ist die Zahl der Sterbefälle aber von 2019 auf 2021 um acht Prozent gestiegen, was wiederum die allgemeine Lebenserwartung in Deutschland senkte. Sie liegt den letzten Erhebungen zufolge jetzt bei 78,5 Jahren für Männer und bei 83,4 Jahren für Frauen. Wie nun die neuesten statistischen Untersuchungen zeigen, lag diese erhöhte Zahl an Sterbefällen im genannten Zeitraum in Deutschland nicht nur an den Pandemiejahren 2020 und 2021, sondern auch an den in diesen Jahren auftretenden Hitzewellen. Diese führten insbesondere bei den über 65-Jährigen und Hochbetagten zu einem signifikanten Anstieg der Sterbefälle. So berichtete das Deutsche Ärzteblatt im Juli 2022, dass die Jahre 2018 bis 2020 ungewöhnlich warme Jahre in Deutschland waren und der Sommer 2018 zu den wärmsten seit Beginn der Aufzeichnungen im Jahr 1881 gehörte. Die Autoren der Studie verwendeten für ihre Untersuchung die wöchentlichen Daten zur Gesamtmortalität, also alle Sterbefälle ungeachtet der Todesursache in Deutschland in einem definierten Zeitraum, sowie die Durchschnittstemperatur aus dem Zeitraum von 1992 bis 2021, und schätzten dann die Anzahl der hitzebedingten Todesfälle in ganz Deutschland. Um gleichzeitig langfristige Trends zu charakterisieren, wurde von den Wissenschaftlern die Wirkung von Hitze auf die Sterblichkeit über die Jahrzehnte verglichen. Die Untersuchungen ergaben, dass die ungewöhnlich hohen Sommertemperaturen in Deutschland zwischen 2018 und 2020 in allen drei Jahren zu einer statistisch signifikanten Zahl von Todesfällen geführt hatten. Nach ihren Schätzungen gab es 2018 etwa 8700 hitzebedingte Todesfälle, 2019 etwa 6900 und 2020 zirka 3700 Hitzetote. Dabei nahm die relative Sterblichkeitsrate (Mortalitätsrate) regional von Norden nach Süden hin in Deutschland ab. Die Untersuchung lässt keine Rückschlüsse auf die Ursachen dieser begrenzten Anpassung zu. Mögliche Erklärungen hierfür könnten individuelle Verhaltensänderungen sein: das Tragen luftdurchlässiger Kleidung, ausreichende Flüssigkeitszufuhr oder eine lokal bessere Informationspolitik. Einzelne Bundesländer haben in diesem Sinne begonnen, für ihre Bevölkerung eigene Hitzeschutzpläne zu entwickeln. Eben solche Maßnahmen sind aufgrund der obengenannten demografischen Entwicklungen in Deutschland besonders wichtig für stationäre Einrichtungen der Altenpflege.

Mit welchen grundsätzlichen hitzebedingten Problemen wird das Personal in der Pflege konfrontiert, oder worauf müssen Familienmitglieder und Verwandte vordringlich achten? Was sind charakteristische erste Symptome für eine hitzebedingte Erkrankung?

Hitze ist grundsätzlich anstrengend für den menschlichen Körper, ob gesund oder alt. Mit zunehmendem Alter nehmen aber die chronischen Erkrankungen zu. Zu den chronischen Krankheiten, die bei Hitze besonders überwacht werden sollten, gehören insbesondere Herz-Kreislauf-Erkrankungen, Diabetes mellitus, Adipositas, Niereninsuffizienz, Lungen-erkrankungen, neurologische Erkrankungen, Demenz und Erkrankungen, die mit Fieber einhergehen. Diese chronischen Erkrankungen belasten ältere Menschen bei gleichzeitiger altersbedingter Reduktion der physischen Leistungsfähigkeit bei Hitze stärker als jüngere. Für den Außenstehenden sind aber die Symptome einer Hitze-belastung nicht immer klar zu erkennen, da zum Beispiel die Anzeichen eines anhaltenden Flüssigkeitsmangels, einer Ex-sikkose, die den gesamten Flüssigkeitshaushalt des Organis-mus betrifft, in ähnlicher Weise bei anderen altersbedingten Erkrankungen zu beobachten sind. Dabei ist eine Exsikkose deutlich von einer Dehydratation, einem Flüssigkeitsmangel, zu unterscheiden. Bei einer Dehydratation ist nur der Extra-zellularraum betroffen, also der Flüssigkeitsraum im Körper, der außerhalb der Zellen liegt; bei einer Exsikkose hingegen ist der gesamte Wasserbestand des Organismus betroffen.

Dies ist klinisch sehr viel gravierender und therapeutisch deutlich schwieriger zu behandeln. Bei einer Exsikkose ist das Leitsymptom länger stehende Hautfalten, wenn man die Haut der Person zusammenkneift. Die Ursachen der Exsikkose können sowohl durch vermehrtes Schwitzen als auch durch Diarrhöen (Durchfallerkrankungen), vermehrten Flüssigkeitsverlust über die Nieren oder ein gestörtes Durstgefühl bedingt sein. Letzteres ist – wie bereits besprochen – sehr typisch für ältere Personen. Die verringerte Flüssigkeitsaufnahme älterer Personen kann auch verhaltensbedingt sein, weil ein Gang zur Toilette durch restriktive Flüssigkeitsaufnahme vermieden werden soll. Was kann man tun? Mehrfach über den Tag diesem Personenkreis Flüssigkeit anbieten (mindestens 1,5 Liter); solche Getränke anbieten, die die pflegebedürftige Person besonders mag; zusätzlich bevorzugt wasserreiche Nahrung auswählen, wie Suppen, Melone oder Gurken; und nicht zuletzt sollte immer ein gefülltes Trinkgefäß in Reichweite sein, sowohl tags wie nachts. Erste Symptome einer zunehmenden Exsikkose sind vermindertes Schwitzen, herabgesetztes Hungergefühl, Blässe, Erschöpfungs- oder Schwächegefühl, Schlafstörungen, Kopfschmerzen, Kreislaufbeschwerden, Schwindel, erhöhter Puls, verminderter Blutdruck, Übelkeit, Kurzatmigkeit, Unruhegefühl, insbesondere bei Demenzkranken, plötzliche Verwirrtheit, Bewusstseinstrübung, Bewusstlosigkeit, verminderte kognitive Leistungsfähigkeit, trockener Mund, trockene Zunge und trockene Haut, und hier die bereits erwähnte stehende Hautfalte als klassisches Leitsymptom. Treten zusätzlich Muskelschmerzen oder Muskelkrämpfe auf, so ist dies als Zeichen für den Mangel an körpereignen Salzen, den Elektrolyten (Na^+, K^+, Cl^-, $Mg2^+$), zu bewerten. Zusätzliche klinische Symptome in diesem Stadium können sein: eine erhöhte Körperkerntemperatur (über 39 °C), verminderte Urinausscheidung, zunehmende Harnkonzentration, vermehrt auftretende Infektionen wie Harnwegsinfekte, unstillbares Erbrechen, Verstopfung (Obstipation) sowie erhöhte Laborwerte im Hämatokrit, ein Wert, der den prozentualen Anteil an Blutzellen (in Prozent) in Relation zum gesamten Blutvolumen angibt. Da Letzteres bei Exsikkose vermindert ist, steigt der prozentuale Anteil der roten Blutzellen an; ähnliches trifft auf die Hämoglobin-konzentration und den roten Blutfarbstoff zu. Die Zunahme beider Parameter deutet auf eine zunehmende Dehydration oder Exsikkose des Patienten hin.

Ältere Menschen leiden bekanntlich vermehrt unter chronischen Erkrankungen, die sich bei einer Hitzewelle belastend auf den Organismus auswirken. Hinzu kommen individuelle prädisponierte Faktoren wie Übergewicht, kardio-vaskuläre oder psychische Erkrankungen wie eine Depression. Diese Erkrankungen erfordern unter Umständen eine medikamentöse Therapie. Da Hitzewellen sowohl den Extrazellularraum (Dehydration) als auch den gesamten Wasserhaushalt des Menschen (Exsikkose) beeinflussen können, ist hier besondere Aufmerksamkeit gefordert. Warum? Bei der Dehydratation wird der Verteilungsraum, zum Beispiel das Blutvolumen, vermindert. Dies erhöht die wirksame Dosis für ein Medikament, Überdosierungen können die Folge sein. Verschärft sich die Dehydratation und geht in eine Exsikkose über, kommt es unter Umständen zu einer Funktionseinschränkung der Ausscheidungsorgane wie der Nieren, oder die Metabolisierung von Medikamenten, etwa in der Leber, ist verzögert. In beiden Fällen könnte es für den Kranken zu einer Überdosierung kommen. Auf der anderen Seite ist aus therapeutischen Gründen, zum Beispiel bei Herz-Kreislauf-Erkrankungen, die Einnahme von Entwässerungstabletten (Diuretika) angezeigt. Größere Flüssigkeitsverluste durch Schwitzen bei auftretenden Hitzewellen können aber dazu führen, dass der Gesamtwasserbestand zu stark beeinträchtigt wird. In diesem Fall gilt es also, die Flüssigkeitsverluste zeitnah auszugleichen beziehungsweise parallel die Dosis des Diuretikums für die Dauer der Hitzewelle zu senken, um einen möglichen Blutdruckabfall, eine Hypotonie, zu verhindern.

Medikamente

Die ganze Breite der Medikamente, auf die bei einer Hitzewelle besonders zu achten ist, kann hier nicht diskutiert werden. Aber einige der am häufigsten verschriebenen Medikamente seien hier kurz erwähnt und deren potenziell nicht ungefährliche Auswirkungen bei einer Einnahme während einer Hitzewelle erläutert. Zu diesen Präparaten zählen Anticholinergika, Amphetamine, Antidepressiva, Antipsychotika, Antihistaminika, Schmerzmittel und Schilddrüsenpräparate. Gesondert zu betrachten ist dann noch die Einnahme einer ganz besonderen Droge, des Alkohols.

Anticholinergika

Anticholinergika sind Medikamente, die die Wirkung eines körpereigenen Botenstoffs (Transmitters), des Acetylcholins, hemmen. Acetylcholin ist dabei der Überträger von Impulsen im parasympathischen Nervensystem, dem Gegenspieler des Sympathikus. Letzterer ist für die maximale Aktivierung verschiedenster Funktionen im Organismus unter Stress verantwortlich, zum Beispiel die Zunahme der Herzfrequenz und des Blutdrucks, auch bekannt unter dem Begriff »fight-or-flight«-Reaktion. Der Parasympathikus hingegen ist vornehmlich in den Ruhephasen des Körpers aktiv oder übernimmt Funktionen, die mit der Verdauung von Nahrung oder Drüsenaktivität zu tun haben. Anticholinergika werden deshalb beispielsweise bei Asthma bronchiale, Harninkontinenz oder einer übermäßigen Schweißproduktion, einer sogenannten Hyperhidrose, verschrieben. Hier bewirken sie, dass sich der Magen, die Blase oder die Bronchien entspannen. Andererseits erhöhen sie bei Gabe die Herzfrequenz, den Blutdruck und den Augeninnendruck, weil jetzt der »Gegenspieler« überwiegt und der Sympathikus seine alleinige Wirkung am Organ entfalten kann. Hier wird es interessant, wenn auch ein wenig kompliziert. Die Schweißdrüsen werden vom Sympathikus innerviert. Im Nervensystem ist normalerweise der Botenstoff des Sympathikus das bekannte Adrenalin oder Noradrenalin. Die große Ausnahme bilden jetzt die Schweißdrüsen. Sie werden zwar vom Sympathikus innerviert, aber der Botenstoff, der an den Schweißdrüsen wirkt, ist Acetylcholin. Nimmt man also Anticholinergika ein, wird das Schwitzen unterbunden. Dies kann ein therapeutisches Vorgehen bei einer primären Hyperhidrose sein. Davon Betroffene schwitzen ohne eigentlichen Anlass stark in den Achselhöhlen, an den Handinnenflächen und den Fußsohlen. Vermutlich ein bis drei Prozent der Bevölkerung in der westlichen Hemisphäre haben also weder mehr noch größere Schweißdrüsen, sondern diese erfahren über den Sympathikus nur eine stärkere Stimulierung. Die Gabe von Anticholinergika kann hier durchaus hilfreich sein und für den Patienten im alltäglichen Leben Erleichterung schaffen. Bei einer Hitzewelle allerdings wird jetzt natürlich auch das notwendige thermoregulatorische Schwitzen durch das Medikament verhindert. Damit gehört dieser mit Anticholinergika behandelte Personenkreis zu der Risikogruppe für eine Hitzeerkrankung oder – im schlimmsten Fall – einen Hitzschlag.

Amphetamine

Amphetamine sind sogenannte Sympathomimetika und gehören zur Gruppe der Stimulanzien, zu denen unter anderem auch Methamphetamin, Kokain oder Ketamin zu zählen sind. Illegal hergestellte und gehandelte Amphetamine werden bezeichnenderweise aufgrund ihrer physiologischen Wirkungen auch als »Speed«, »Pep« oder »Ecstasy« bezeichnet, denn auf das zentrale Nervensystem wirken diese Präparate stimulierend und zusätzlich euphorisierend. Zu den toxischen Nebenwirkungen zählen Delirium, Bluthochdruck, Krämpfe und nicht zuletzt eine erhöhte Körpertemperatur, eine Hyperthermie. Diese Hyperthermie ist unter anderem darauf zurückzuführen, dass Amphetamine direkt auf spezifische Strukturen im Gehirn einwirken, die in die Temperaturregulation des Organismus eingebunden sind. So werden bei Einnahme von Amphetaminen und gleichzeitiger Wärmebelastung nicht jene Regulationsmechanismen im Körper gehemmt, die einer Wärmekonservierung dienen. Dies ist normalerweise bei Wärmebelastung der Fall. Diese medikamentös hervorgerufene Hyperthermie kann zu einem verstärkten Zerfall von quergestreiften Muskelfasern führen, einer sogenannten Rhabdomyolyse, oder ein akutes Nierenversagen auslösen. Letzteres steht im direkten Zusammenhang mit dem Gewebszerfall in der Muskulatur, was über die Freisetzung von Muskelbestandteilen zu einem Crush-Syndrom führen kann. Beim Crush-Syndrom kommt es durch den Zerfall von größeren Teilen der Skelettmuskulatur und der damit verbundenen Freisetzung großer Mengen von Myoglobin, Kalium und Phosphor zu einer akuten Niereninsuffizienz, da die Filter der Nieren verstopfen und Transportvorgänge entlang feiner anatomischer Strukturen behindert werden. Die Therapie, um die Nierenschädigung zu begrenzen, besteht normalerweise darin, eine forcierte Flüssigkeitsausscheidung über die Nieren einzuleiten. Dies kann im klinischen Alltag – je nach individuellem Schweregrad des Krankheitsbildes – bei bereits dehydrierten oder exsikkierten Personen sehr schwierig sein und nur unter genauer Flüssigkeits- und Elektrolytbilanzierung erfolgen.

Antidepressiva

Antidrepressiva, zum Beispiel Venlafaxin®, gehören zu einer pharmakologischen Stoffgruppe, die zur Behandlung von Depressionen und Angststörungen eingesetzt wird. Das Medikament wirkt, indem es die Wiederaufnahme der Botenstoffe Serotonin und Noradrenalin in die Neurone hemmt, was zu einer Erhöhung der Konzentration dieser Neurotransmitter im Gehirn führt. Dies kann dazu beitragen, die Stimmung zu verbessern und die Antriebslosigkeit zu verringern, unter der depressive Menschen vermehrt leiden. Bekannte Nebenwirkungen bei dieser Art von

Medikamenten sind Müdigkeit, Schwindel, Übelkeit, Kopf-schmerzen, aber auch ein verstärktes Hitzegefühl, was sich bei Hitzeexposition als zunehmend unangenehm erweisen kann.

Antipsychotika

Unter Antipsychotika, früher auch Neuroleptika genannt, fasst man heute unterschiedlich stark wirkende Medika-mente zusammen, die in psychischen Belastungssituationen oder bei psychiatrischen Erkrankungen wie Halluzinationen oder Wahnvorstellungen verschrieben werden. Zu den Antipsychotika, die zur Behandlung von Angstzuständen, Schlafstörungen oder bei Muskelverspannungen verwendet werden, zählen zum Beispiel die Benzodiazepine, und das bekannteste darunter dürfte Valium® sein. Es wirkt, indem es die Erregbarkeit von Nervenzellen im Hirnstamm und im limbischen System verringert. Letzteres ist im Gehirn entscheidend an der Ausbildung von Emotionen beteiligt. Auf diese Weise trägt es zur seelischen Beruhigung und muskulären Entspannung bei. Eine gleichzeitig schlaf-fördernde Wirkung des Medikaments unterstützt den therapeutischen Prozess im Falle von großen Erregungs-zuständen. Weniger stark wirkt es – im Gegensatz zu anderen Antipsychotika – auf das vegetative Nervensystem, das für lebenswichtige Funktionen wie Herzschlag, Blutdruck, Atmung und Verdauung verantwortlich ist. Neben dem Suchtpotential bei längerfristiger Anwendung ist die Ein-nahme bei Hitzewellen kritisch zu sehen, da Benzodiazepine eine sedierende Wirkung haben und deshalb Patienten wo-möglich nicht in der Lage sind, die Gefahren, die von einer

Hitzewelle für den Organismus – zum Beispiel durch Dehydration – ausgehen können, adäquat einzuschätzen.

Starke Antipsychotika kommen bei psychischen Erkrankungen wie Schizophrenie oder akuten Psychosen zum Einsatz. Diese Medikamente zielen darauf ab, die Aufnahme von Innen- und Außenreizen zu hemmen, und wirken damit ordnend auf Wahrnehmung und Denken. Diese Antipsychotika blockieren die Stellen im zentralen Nervensystem, an denen normalerweise Überträgerstoffe (Neurotransmitter) wie Dopamin, Serotonin oder Histamin binden. Diese körpereigenen Botenstoffe spielen eine entscheidende Rolle bei der Übertragung von Impulsen zwischen den verschiedenen Nervenzellen untereinander. Zu viel Dopamin im limbischen System des Gehirns, so ist eine gängige Erklärung, kann möglicherweise Wahnvorstellungen und Halluzinationen bei Psychosen verursachen. Zu diesen Medikamenten zählen unter anderen die Phenothiazine wie Fluphenazin (sehr stark wirkend) oder das seit mehr als 50 Jahren eingesetzte Chlorpromazin. Hierbei ist zu beachten, dass diese Phenothiazine phototoxisch sind. Das bedeutet, dass diese Patienten unbedingt vor der direkten Einwirkung von Sonnenstrahlen zu schützen sind. Auch dies ein Punkt, der bei Hitzewellen, die in der Regel mit hoher Sonneneinstrahlung verbunden sind, zu beachten ist. Für alle diese Präparate – und insbesondere für solche, die eine sehr enge therapeutische Breite besitzen, wie bei Lithium zur Behandlung von bi-polaren (manisch-depressiven) Störungen – gilt eine erhöhte Toxizität bei Dehydratation des Organismus im Zuge einer Hitzewelle durch die Konzentrationserhöhung des Stoffes im Blut.

Antihistaminika

Antihistaminika gibt es in verschiedenen Darreichungs-
formen, wie Tabletten, Tropfen, Zäpfchen, Nasensprays
und Augentropfen. Einige dieser Präparate sind rezeptfrei zu erhalten, was die verbreitete Anwendung in der Bevölkerung erklärt. Ihre Wirkungsweise beruht darauf, dass
sie die Bindungsstellen für einen Botenstoff im Nervensystem blockieren, in diesem Fall das Histamin. Histamin
wird bei entzündlichen Prozessen im Gewebe freigesetzt. Bei
typischen allergischen Erkrankungen, wie Heuschnupfen,
Nesselsucht, Hausstaub- oder Tierhaarallergien, erfolgt
dies aber in überproportionaler Intensität. Antihistaminika
blockieren diese Bindungsstellen für körpereigenes Histamin.
Als Folge werden die Wirkungen von Histamin unterdrückt
und damit die Allergiesymptome gelindert oder ganz verhindert. Wirkungseintritt und -dauer der im Handel erhältlichen Antihistaminika können sehr unterschiedlich sein.
Manche zeichnen sich durch eine müde, schläfrig machende
Wirkung aus. Antihistaminika wie Cetirizin und Loratadin
sind moderne Antihistaminika der zweiten Generation und
zeichnen sich durch keine oder nur geringfügig sedierende
Wirkung aus. Da physiologisch Histamin Blutgefäße in der
Peripherie unseres Kreislaufsystems erweitert und außerdem
zentral gelegene verengt, kann die Gabe von Antihistaminika
in die Temperaturregulation des Menschen eingreifen. So
kann unter Umständen eine gewünschte gesteigerte Wärmeabgabe über eine gesteigerte Durchblutung der Hautgefäße
bei Hitzebelastung durch Gabe von Antihistaminika erschwert werden.

Schmerzmittel

Bei rezeptfrei erhältlichen Präparaten in Form von Pflastern (zum Beispiel Diclofenac®, Voltaren®) ist zu berücksichtigen, dass sich deren Wirkungsdosis durch eine vermehrte Hautdurchblutung bei Hitzewellen steigern kann.

Schilddrüsenpräparate

Die Schilddrüsenhormone Triiodthyronin (T3) und Thyroxin (T4) sind zentral für den Energiestoffwechsel sowie für das Wachstum von Zellen und des Gesamtorganismus. Sie werden in den Follikelepithelzellen der Schilddrüse (Thyreozyten) produziert und sind an vielen Stoffwechselprozessen beteiligt. Sie regulieren den Sauerstoffverbrauch von Zellen, den Fettstoffwechsel, die Körpertemperatur, die Herzfrequenz und den Blutdruck. Schilddrüsenhormone sind auch für die Entwicklung und das Wachstum von Knochen, Haut, Haaren und Nägeln verantwortlich. Eine Störung der Schilddrüsenfunktion, beispielsweise eine Unter- oder Überfunktion, kann zu verschiedenen Symptomen und Gesundheitsproblemen führen. Die Behandlung von Schilddrüsenerkrankungen kann durch synthetisch hergestellte Schilddrüsenhormone wie L-Thyroxin oder Thyreostatika erfolgen. L-Thyroxin wird hauptsächlich zur Behandlung von Schilddrüsenunterfunktionen eingesetzt, die durch Erkrankungen wie Hashimoto-Thyreoiditis oder eine Operation an der Schilddrüse ausgelöst werden können. L-Thyroxin kann auch zur Behandlung von Kropf (Struma) und zur Vorbeugung von Kropf nach einer Schilddrüsenoperation verwendet werden. In manchen Fällen kann L-Thyroxin auch zusammen mit Thyreostatika zur Behandlung von Schilddrüsenüberfunktionen eingesetzt werden. Die Einstellung der individuell richtigen Dosis zum Beispiel von L-Thyroxin ist nicht unkompliziert und kann mehrere Wochen benötigen. Da Schilddrüsenhormone grundlegend in den Stoffwechsel eines Organismus eingreifen, führt eine zu hohe Dosis zu einem Anstieg der Körpertemperatur. Es ist somit naheliegend, dass eine individuell nicht adäquate Einstellung der Dosis von L-Thyroxin im Zuge einer Hitzewelle zusätzliche Belastungen für das Herz-Kreislauf-System und die Temperaturregulation nach sich zieht. Hier ist eine engmaschige Kontrolle durch den behandelnden Arzt erforderlich, um insbesondere Überdosierungen im Behandlungsverlauf zu vermeiden.

Alkohol

Alkohol ist eine berauschende Substanz, die erhebliches Suchtpotential besitzt, und könnte somit auch im Abschnitt über die Psychopharmaka behandelt werden. Da aber Alkohol als Genussmittel in unserer Gesellschaft weitgehend akzeptiert wird und der Erwerb, Besitz und Handel in Deutschland legal ist, soll dieses Thema hier separat behandelt werden. Ganz allgemein dürfte bekannt sein, dass der regelmäßige und übermäßige Alkoholkonsum zu verschiedenen Erkrankungen der Leber, des Herz-Kreislauf-Systems, zu psychischen Störungen und Krebserkrankungen führen kann. Der Konsum von Alkohol sollte daher in moderaten Mengen erfolgen. Die empfohlene Obergrenze für den Alkoholkonsum pro Tag variiert je nach Alter, Geschlecht und allgemeiner Gesundheit. Da die unterschiedlichen alkoholischen Getränke eine unterschiedliche Menge an Alkohol enthalten, wurde als Einheit das sogenannte »Standardglas« eingeführt. Ein Standardglas Bier (5,0 Vol %) sind 0,3 Liter, Wein (12 Vol. %) 0,125 Liter, Sekt (12 Vol. %) 0,1 Liter und Schnaps (35 Vol. %) 4 cl. Für erwachsene Frauen ist danach ein Standardglas die empfohlene Obergrenze, für Männer sind es zwei. Dieser höhere Wert bei Männern beruht auf der Tatsache, dass der Verteilungsraum für den Alkohol, also die Gesamtmenge des Körperwassers, in der sich der Alkohol löst, beim Mann größer ist als bei der Frau. Die gleiche Menge Alkohol führt aus diesem Grund bei Frauen zu einem höheren Alkoholgehalt im Blut. Bei Hitzewellen ist die Zufuhr von Alkohol in darüberhinausgehenden, größeren Mengen deshalb als kritisch zu betrachten, weil Alkohol zunächst die Ausscheidung von Wasser über die Nieren fördert. Dies geschieht durch eine verminderte ADH-Sekretion aus dem sogenannten Hypophysenhinterlappen im Gehirn. ADH, das anti-diuretische Hormon, fördert – wie bereits erwähnt – dort die Rückresorption von Wasser. Die Aufnahme von Alkohol beschleunigt also die Austrocknung des Körpers bei einer Hitzewelle. Ferner wirkt Alkohol gefäßerweiternd, deswegen bekommt man auch in der Regel ein rotes Gesicht, wenn man Alkohol zu sich nimmt. Diese Gefäßerweiterung, Dilatation, in der Haut führt dazu, dass das zentral verfügbare Blutvolumen für das Herz sinkt. Schwindel, Unwohlsein sowie eine kognitiv wie physisch verminderte Leistungsfähigkeit durch Blutdruckabfall können die Folge sein.

Arbeitsrechtliche Aspekte

Klingt erst mal spröde, ist aber von anwachsender Wichtigkeit. DIN-Normen und Ähnliches erwähne ich nur am Rande, wo es mir notwendig erscheint und wenn jemand es genauer wissen möchte. Festzuhalten bleibt: Das Thema wird uns bei Hitzewellen zunehmend beschäftigen – am Arbeitsplatz, im alltäglichen Leben. Auch, weil vieles, wie Sie sehen werden, (noch) nicht genau festgelegt ist – wie man allgemein vielleicht annehmen würde. Gleichzeitig gibt es, gerade auch für den Arbeitgeber, einige wichtige Punkte, die es bei diesem Thema rechtlich zu beachten gilt und auf die sich der Arbeitnehmer berufen kann.

Grundlegend gilt es, drei verschiedene klimatische Messgrößen zu unterscheiden, die bei der Beurteilung einer möglichen Hitzebelastung eine entscheidende Rolle spielen. Diese drei Messgrößen sind die Lufttemperatur, die Raumtemperatur und die operative Temperatur. Letztere wird auch als gefühlte Temperatur oder Empfindungstemperatur bezeichnet. Wie der Begriff »Empfindungstemperatur« schon andeutet, geht es hier unter anderem auch um die thermische Behaglichkeit. Und diese wiederum hängt nicht nur von der Lufttemperatur ab, sondern insbesondere auch von der mittleren Strahlungstemperatur der nahen, umgebenden Oberflächen und deren Temperaturen. Die gefühlte Temperatur setzt sich also aus verschiedenen atmosphärischen Parametern zusammen. Das Kälte- und Wärmeempfinden ist beim Menschen unterschiedlich stark ausgeprägt. So reagieren Kälterezeptoren der Haut, wenn die Temperatur in der Haut schneller als 0,004 °C pro Sekunde oder 14,4 °C pro Stunde absinkt. Die Wärmesensoren hingegen sind so empfindlich, dass sie bereits Anstiege der Haut-temperatur von 0,0001 °C pro Sekunde oder 3,6 °C pro Stunde wahrnehmen. Beide Sensortypen führen über verschiedene Schaltstellen im Gehirn wie den Hypothalamus, Thalamus und das limbische System letztlich zu einem Kälte- oder Wärmeempfinden. Allerdings werden Lufttemperaturen bei stärkerer Luftströmung kühler empfunden, da die 5 bis 8 mm dicke Grenzschicht oberhalb der Haut durch die Luft-strömung dünner und der Wärmetransport an die Umgebung erhöht wird. Dies wiederum führt zu einer rascheren Ab-kühlung, was die entsprechenden Temperatursensoren in der Haut erfassen.

Neben der Lufttemperatur spielt auch die Höhe der Luft-feuchte für das Temperaturempfinden des Menschen eine er-hebliche Rolle. Die Temperatursensoren in der Haut nehmen die Lufttemperatur auf der Haut intensiver wahr, je höher die relative Luftfeuchte ist, denn sie erleichtert den Wärme-übergang. Der Mensch kann allerdings nicht unterscheiden, ob sein thermisches Empfinden ausschließlich durch eine temperierte Luft hervorgerufen wird oder ob auch Wärme-strahlungsanteile zu der thermischen Wahrnehmung führen. Bei geringer Lufttemperatur können somit hohe Anteile an Wärmestrahlung zu einem vergleichbaren Wärmeempfinden führen wie entsprechend höhere Lufttemperaturen ohne zu-sätzliche Wärmestrahlung.

Die Arbeitsschutzvorschriften und -richtlinien in Deutschland

Schauen wir uns doch einmal das »Gesetz über die Durch-führung von Maßnahmen des Arbeitsschutzes zur Verbesserung der Sicherheit und des Gesundheitsschutzes der Beschäftigten bei der Arbeit (Arbeitsschutzgesetz – ArbSchG)« in seiner letzten, geänderten Form vom 16. September 2022 (BGBl. I S. 1454) einmal genauer an. Wie ihm entnommen werden kann, dient dieses Gesetz gem. § 1 dazu, Maßnahmen zu treffen, um die Sicherheit und Gesundheit der Beschäftigten zu sichern und zu verbessern. Diese Maßnahmen sind, wie im § 2 weiter erläutert, Maßnahmen zur Verhütung von Unfällen bei der Arbeit und arbeitsbedingten Gesundheitsgefahren einschließlich Maßnahmen, die die menschengerechte Gestaltung der Arbeit betreffen. Im Zweiten Abschnitt geht der Gesetzgeber konkreter auf die Pflichten des Arbeitsgebers ein. Im § 3 zu den Grundpflichten des Arbeitgebers heißt es: »(1) Der Arbeitgeber ist verpflichtet, die erforderlichen Maßnahmen des Arbeitsschutzes unter Berücksichtigung der Umstände zu treffen, die Sicherheit und Gesundheit der Beschäftigten bei der Arbeit beeinflussen. Er hat die Maßnahmen auf ihre Wirksamkeit zu überprüfen und erforderlichenfalls sich ändernden Gegebenheiten anzupassen. Dabei hat er eine Verbesserung von Sicherheit und Gesundheitsschutz der Beschäftigten anzustreben.« Wie dem Gesetzestext weiter zu entnehmen ist, hat der Arbeitgeber für eine geeignete Organisation zu sorgen, diese Maßnahmen umzusetzen und die erforderlichen Mittel dafür bereitzustellen. Die Kosten hierfür darf der Arbeitgeber nicht auf die Beschäftigten abwälzen. Im § 4 »Allgemeine Grundsätze« fordert der Gesetzgeber allgemeiner, dass der Arbeitgeber die Arbeit so zu gestalten habe, dass eine Gefährdung für das Leben sowie die physische und die psychische Gesundheit möglichst vermieden und die verbleibende Gefährdung möglichst geringgehalten werde. Hierzu ist es nach Ansicht des Gesetzgebers notwendig, die Gefahren an ihrer Quelle zu bekämpfen und bei den Maßnahmen den Stand von Technik, Arbeitsmedizin und Hygiene sowie arbeitswissenschaftliche Erkenntnisse zu berücksichtigen. Besonders schutzbedürftige Beschäftigtengruppen – dies könnten zum Beispiel Feuerwehrleute oder Sondereinsatzkräfte sein – erfahren durch den Gesetzgeber eine spezielle Berücksichtigung. Mittelbar oder unmittelbar geschlechtsspezifisch wirkende Regelungen sind nur zulässig, wenn dies aus biologischen Gründen zwingend geboten ist. Im § 5 »Beurteilung der Arbeitsbedingungen« geht der Gesetzgeber präziser darauf ein, wie der Arbeitgeber die Gefährdung der Arbeit zu ermitteln habe, welche Maßnahmen zum Arbeitsschutz erforderlich seien und wie die Dokumentation dazu zu erfolgen habe. Zu diesen Gefährdungen zählen nach Ansicht des Gesetzgebers insbesondere physikalische, chemische und biologische Einwirkungen oder psychische Belastungen bei der Arbeit.

Wenn jetzt – wie im § 4 oben ausgeführt – die Arbeit so zu gestalten ist, dass eine Gefährdung für das Leben sowie die physische und die psychische Gesundheit möglichst vermieden und die verbleibende Gefährdung möglichst geringgehalten werden soll, dann ergibt sich bei der Verwendung des Begriffs »Gesundheit« in diesem Gesetzestext ein grundlegendes Problem. Denn im Gesetzestext findet sich keine sogenannte Legaldefinition, also eine durch ein Gesetz gegebene Begriffsbestimmung, für den Begriff, was »Gesundheit« eigentlich ist. Diese allgemein gültige Legaldefinition kann es vielleicht auch nicht geben, da »Gesundheit« kein eindeutig definierbares Konstrukt ist. Was Gesundheit ist oder als solche verstanden wird, hängt vom jeweiligen kulturellen, gesellschaftspolitischen und ökologischen Kontext ab, und dieser Kontext wiederum unterliegt einem kontinuierlichen historischen Wandel. Die Weltgesundheitsorganisation (WHO) hat in ihrer Präambel der Verfassung aus dem Jahr 1948 Gesundheit als einen Zustand des vollständigen körperlichen, geistigen und sozialen Wohlbefindens und nicht nur des Freiseins von Krankheit und Gebrechen definiert. Und weiter heißt es, dass das Erreichen des höchstmöglichen Gesundheitsniveaus eines der Grundrechte jedes Menschen, ohne Unterschied der ethnischen Zugehörigkeit, der Religion, der politischen Überzeugung, der wirtschaftlichen oder sozialen Stellung ist. Diese Auffassung des Begriffs der WHO wird auch vom Deutschen Bundesrat unterstützt, der eine Aufnahme des Passus »alle Belange des körperlichen, seelischen und sozialen Wohlbefindens« ins Gesetz befürwortet. Der Gesetzgeber folgte dieser Auffassung allerdings nicht. Das Ziel arbeitsschutzrechtlicher Vorschriften sei allein der Schutz des Arbeitnehmers vor gesundheitlichen Beeinträchtigungen und nicht die Förderung der Arbeitszufriedenheit. Dem Arbeitgeber dienen dafür die Mindestvorschriften in der Arbeitsstättenverordnung (ArbStättV), die die Regeln für Arbeitsstätten (ASR) konkretisiert. Diese ASR geben den Stand der Technik, Arbeitsmedizin und Hygiene sowie sonstige gesicherte wissenschaftliche Erkenntnisse für die Sicherheit und Gesundheit der Beschäftigten beim Einrichten und Betreiben von Arbeitsstätten wieder. Mit dem direkten Bezug zum hier behandelten Thema über die Auswirkungen von Hitzebelastungen auf den Arbeitsplatz, die Arbeitstätigkeiten und die arbeitsrechtlichen Aspekte gibt es bis dato nur die Technischen ASR A3.5 (2014) Raumtemperatur.

Diese Arbeitsstättenregel A3.5 gilt nur für Arbeits-, Pausen-, Bereitschafts-, Sanitär-, Kantinen- und Erste-Hilfe-Räume, an die betriebstechnisch keine spezifischen raumklimatischen Anforderungen gestellt werden wie etwa Kühlhäuser. Nach dieser Regel hat der Arbeitgeber bereits beim Einrichten der Arbeitsstätte darauf zu achten, dass die baulichen Voraussetzungen für einen sommerlichen Wärmeschutz nach den anerkannten Regeln der Technik gegeben sind und bautechnische Regeln bei der Umsetzung berücksichtigt werden. Nach der ASR A3.5 liegt eine gesundheitlich zuträgliche Raumtemperatur vor, wenn die Wärmebilanz ausgeglichen ist. Wie in dem Abschnitt über den Wärmehaushalt und die Temperaturregulation ausgeführt, liegt dieser Zustand beim Menschen vor, wenn die Wärmezufuhr, die Wärmeerzeugung und die Wärmeabgabe des menschlichen Körpers ausgeglichen sind. Die Wärmeerzeugung des Menschen ist abhängig von der Arbeitsbelastung, was im Wesentlichen die physische, muskuläre Tätigkeit betrifft. Die Wärmeabgabe ist, wie erläutert, abhängig von der Lufttemperatur, -feuchte, -geschwindigkeit und der Wärmestrahlung. Diese physikalische Größe wird maßgeblich durch die Bekleidung beeinflusst. Zur Beurteilung einer gesundheitlich zuträglichen Raumtemperatur dürfte in den meisten Fällen die Erfassung der Raumtemperatur ausreichen, aber bei Arbeitsplätzen mit hoher Luftfeuchte (Wäschereien, Reinigungen), forcierter Wärmestrahlung (Küchen) oder gesteigerter Luftbewegung (mehr als 0,1 Meter pro Sekunde; speziell behandelt in der ASR A3.6 »Lüftung«) müssen diese Faktoren gesondert und in ihrer Wirkung auf den Gesamtorganismus integrativ betrachtet und gewichtet werden. Wird all dies berücksichtigt, spricht man von der Ermittlung eines

Klimasummenmaßes. Der Vorteil des Klimasummenmaßes ist, dass es mit Hilfe eines einzigen Wertes die Wirkung, die die Kombination der einzelnen genannten Klimaparameter in Innenräumen auf den Menschen hat, beschreibt. Was die Erfassung der Lufttemperatur anbetrifft, so sind auch hier zur Ermittlung besondere Verfahrensweisen einzuhalten. Zu einem sollte die Lufttemperatur mit einem strahlungsgeschützten Thermometer (siehe später unten im Vergleich zur Erfassung der Betriebstemperatur) in Grad Celsius [°C] erfolgen, wobei die Messgenauigkeit +/-0,5 °C betragen sollte. Die Frequenz der Messungen ist abhängig von der Arbeitstätigkeit/den Arbeitsplätzen und sollte bei einer überwiegend sitzenden Tätigkeit in einer Höhe von 0,6 Meter und bei einer Tätigkeit im Stehen in einer Höhe von 1,1 Meter über dem Fußboden erfolgen. Für die Ermittlung der Außentemperaturen sind stündliche Messungen während der Arbeitszeit ohne Einwirkung von direkter Sonneneinstrahlung erforderlich. Messungen sollten etwa vier Meter von der Gebäudeaußenwand entfernt und in einer Höhe von zwei Metern durchgeführt werden. Die Lufttemperaturen in den Arbeitsräumen sollten nach der gültigen ASR A3.5 in Deutschland in Abhängigkeit von der Arbeitsschwere und Körperhaltung im Sitzen bei leichter körperlicher Arbeit mindestens bei +20 °C und bei mittlerer schwerer Arbeit bei +19 °C liegen. Ist die Körperhaltung überwiegend stehend oder liegend, so ist bei leichter körperlicher Arbeit +19 °C als Mindesttemperatur anzustreben, bei mittlerer Arbeitsschwere +17 °C und bei schwerer körperlicher Arbeit +12 °C. Dabei gilt für alle dargestellten Beispiele, dass diese Mindestlufttemperaturen für den gesamten Zeitraum der Exposition zu gewährleisten sind.

Können in den Arbeitsräumen diese Mindesttemperaturen nicht erreicht werden, ist der Arbeitgeber verpflichtet, entweder arbeitsplatzbezogene technische (z. B. Wärmestrahlungsheizungen, Heizmatten), organisatorische (z. B. Aufwärmzeiten) oder personenbezogene Maßnahmen (z. B. geeignete Kleidung) zu ergreifen. Die Ermittlung dieser Grenzwerte erfolgt durch die Bundesanstalt für Arbeitsschutz und Arbeitsmedizin. Diese Bundesanstalt hat in ihren Untersuchungen zum Raumklima aber nicht nur Mindest-, sondern auch Höchstwerte festgelegt. So kommt diese Behörde zu dem Schluss, dass unter der Voraussetzung, dass bereits geeignete Sonnenschutzmaßnahmen durchgeführt wurden und die Lufttemperatur als alleiniger Klimaparameter zur Beurteilung des Raumklimas ausreicht, das sogenannte »Stufenmodell« (26/30/35 °C) zur Anwendung kommt. Dieses Modell sieht vor, dass eine Lufttemperatur von 26 °C in Räumen in Ausnahmefällen überschritten werden darf. Bei Außentemperaturen über 26 °C darf die Raumtemperatur höher liegen, jedoch wird zur Höhe und Häufigkeit dieser Überschreitung keine Aussage getroffen. Ein Rechtsanspruch auf ständige Einhaltung der 26 °C in den Räumen besteht nicht, und damit sind Maßnahmen wie Hitzefrei, der Einbau von Klimaanlagen oder die Bereitstellung zusätzlicher Getränke nicht zwingend vorgeschrieben. Zudem empfiehlt die Bundesanstalt, dass die Luftfeuchtigkeit in den Räumen grundsätzlich mehr als 40 Prozent betragen sollte. Pathophysiologisch könnten gesundheitliche Probleme bei einer niedrigen Luftfeuchte in Räumen auf eine verminderte Selbstreinigungsfunktion der Schleimhäute zurückzuführen sein, die das Risiko einer Kehlkopfentzündung erhöhen. Darüber hinaus trägt eine niedrige Luftfeuchtigkeit zu einer Erhöhung der Lebensdauer von Grippeviren bei. Ob diese Faktoren entscheidend für das Auftreten des »sick building syndrome« (SBS) sind, ist heute nicht mehr so klar. Ältere Studien legten nahe, dass das Auftreten von SBS mit einem trockenen Raumklima oder der Verwendung von Klimaanlagen zusammenhängen könnte. SBS ist gekennzeichnet durch unspezifische gesundheitliche Beschwerden bei Menschen, die sich in Gebäuden aufhalten. Häufig geäußerte Symptome sind tränende Augen, entzündete Schleimhäute oder eine juckende Haut. Um diese unspezifischen Ursachen von SBS zu untersuchen, wurde erst kürzlich die ProKlimA-Studie in Deutschland durchgeführt. An dieser Untersuchung nahmen 5.000 im Büro angestellte Personen teil. Diese Studie ergab, dass Klimaanlagen nicht unbedingt stärker mit Schadstoffen belastet waren und dass SBS-Fälle oft eher mit individuellen Faktoren (Befindlichkeiten, eigene Berufssituation) als mit dem Gebäude selbst zusammenhängen. Weitere Untersuchungen sind offensichtlich erforderlich, die auch Gebäude-Klimaexperten und Arbeitspsychologen beteiligen, um die Ursachen des SBS besser zu verstehen.

Was die Innenräume eines Gebäudes betrifft, so sind sicher nicht nur die Arbeitsräume, sondern auch die Pausenräume (so vorhanden) von großer Bedeutung. Für diese gilt, dass auch bei Außentemperaturen von 26 °C der Anspruch des Arbeitnehmers besteht, dass dort eine Temperatur von mindestens 21 °C herrscht, denn der Pausenraum dient als Erholungsort vom Hitzestress am eigentlichen Arbeitsplatz. Im Bereich von 30 bis 35 °C Außentemperatur sollte der Arbeitgeber geeignete Maßnahmen ergreifen, um die Beanspruchung der Beschäftigten zu reduzieren. Wird eine

Lufttemperatur im Raum von 30 °C überschritten, müssen wirksame Maßnahmen gemäß Gefährdungsbeurteilung ergriffen werden. Dies kann zum Beispiel in der Einführung von Gleitzeitregelungen liegen, die zu einer Arbeitszeitverlagerung in kühlere Tageszeiten führen, oder in der Verkürzung der Unterrichtszeit und somit auch der Arbeitszeit für Lehrer und Lehrerinnen. Wird allerdings eine Lufttemperatur im Raum von 35 °C überschritten, so ist der Raum für die Zeit der Überschreitung ohne technische, organisatorische oder personenbezogene Maßnahmen als Arbeitsraum nicht geeignet. Sehr wirkungsvoll sind vor allem Maßnahmen zur Organisation der Arbeitszeit, wie die genannten Gleitzeitregelungen mit Aufhebung der Kernarbeitszeit, zusätzliche kurze Pausen, früherer Arbeitsbeginn oder zeitliche Verlegung schwerer Arbeiten. Dieses Modell lässt sich jedoch nicht auf alle Berufsbereiche übertragen. Im Gesundheitsbereich zum Beispiel können weder Ärzte noch Pflegepersonal ihre Arbeitszeit verkürzen noch schwere körperliche Tätigkeiten (z. B. Patient/Patientin lagern und waschen) auf einen Tag mit milderen Temperaturen verlegen. Somit ist das Personal in Pflegeheimen, Reha-Kliniken und Krankenhäusern dem Klimawandel insbesondere in Hitzewellen besonders ausgeliefert. Denn – und das ist eigentlich überraschend – eine medizinische Norm für die Innenraumtemperatur gibt es nicht. Der Normenausschuss für den sommerlichen Wärmeschutznachweis nach DIN 4108-2, der bei jedem Bauantrag von Gebäuden beigefügt werden muss, legt fest, durch welche bauliche Planungsmaßnahmen eine Überhitzung der Räume vermieden oder eine aktive Kühlung aus Energiespargründen möglichst geringgehalten werden kann. Für die Beurteilung, ob eine Maßnahme ausreichend ist, wird zurzeit üblicherweise die thermische Gebäude-simulation eingesetzt, für die es eine rechnerische Zielgröße geben muss. In der aktuellen DIN 4108-2 | 2013-02 (Wärme-schutz und Energie-Einsparung in Gebäuden – Teil 2: Mindestanforderungen an den Wärmeschutz) wird als Ziel-größe die Summe der sogenannten Übertemperaturgrad-stunden verwendet. Eine Übertemperaturgradstunde liegt vor, wenn die operative Raumtemperatur, also die gefühlte Temperatur oder Empfindungstemperatur, für die Dauer von einer Stunde genau 1 °K (Kelvin) über der höchstzulässigen Raumtemperatur liegt. Eine Temperaturüberschreitung von 2 °K würde stündlich 2 Kelvin pro Stunde verursachen. Die akzeptierten Grenzwerte aus DIN 4108:2013 sind für Wohngebäude 1200 Kh/Jahr und für Nichtwohngebäude 500 Kh/Jahr. Die thermische Simulation muss also für ein ganzes Jahr erfolgen. Dabei sind die Grenzwerte für die operative Raumtemperatur in Abhängigkeit von der geo-grafischen Lage zu wählen: Klimaregion A (sommerkühl, Grenzwert der Innentemperatur 25 °C, Höchstwert der mittleren monatlichen Außentemperaturen ≤ 16,5 °C); Klimaregion B (gemäßigt, Grenzwert der Innentemperatur 26 °C, Höchstwert der mittleren monatlichen Außen-temperaturen 16,5 °C < geschätzt < 18 °C) und Klimaregion C (sommerheiß, Grenzwert der Innentemperatur 27 °C, Höchstwert der mittleren monatlichen Außentemperaturen geschätzt ≥ 18 °C). Man berücksichtigt bei dieser Verordnung die Tatsache, dass Bewohner einer Region eine thermische Gewöhnung an ihre jährlichen Temperaturschwankungen erfahren. Allerdings sagen diese Richtwerte noch nichts über eine gesundheitliche Mindestanforderung aus. Hierzu ist es nötig, dass eine Zielgröße festgelegt wird. In der Literatur gibt es diesbezüglich verschiedene Angaben, die neben den klassischen Umweltparametern (Lufttemperatur, Luftfeuchte, Windgeschwindigkeit, Strahlung etc.) bekanntlich sehr stark durch andere Parameter beeinflusst werden. Dazu zählen: tätigkeitsbezogene Parameter (Arbeitsschwere, Bekleidung, Aufenthaltsdauer), meteorologisches Klima (Sommerhitze, Winterkälte), baulich bedingte Einflussgrößen (z. B. Fläche und Höhe des Raums), Maschinen und Geräte im Raum, Raumheizung oder Raumkühlung, individuelle Faktoren wie Körpergewicht, Geschlecht, Alter, Konstitution), chemische und biologische Faktoren sowie Gerüche und die Anzahl der Personen im Raum und individuelle tätigkeitsbezogene psychische Belastungen. Es wurde wiederholt versucht, die vielfältigen Einflüsse in einer Zahl in Klimasummenmaßen zusammenzufassen (DIN 33 403 Teil 3: 2011-07). Klimasummenmaße sollen äquivalente Belastungen des menschlichen Körpers für verschiedene Wertepaare, wie Lufttemperatur und Luftfeuchte durch ein und denselben Zahlenwert, ausdrücken. Zu diesen Klimasummenmaßen gibt es in den Regelwerken entsprechende Richtwertaussagen. Für das Verständnis der Klimasummenkurven ist wichtig, dass einzelne Größen durch gleichzeitige Änderung von anderen klimatischen und/ oder nicht klimatischen Einflussgrößen kompensiert, gemildert oder in ihrer Wirkung auf den Organismus verstärkt werden können. Wird also beispielsweise eine Lufttemperatur, die als behaglich empfunden wurde, erhöht, entsteht dann kein Wärmegefühl, wenn gleichzeitig die Windbewegung gesteigert wird. Die erhöhten konvektiven Wärmeverluste kompensieren in diesem Fall die Effekte der erhöhten Lufttemperatur. Klimasummenmaße geben somit

Zahlenwerte für die einzelnen Klimawerte an, die in einer Zusammenschau zu einer gleichen Wirkung auf den Menschen führen. Ein solches Klimasummenmaß, das weltweit im Gebrauch ist, um die Wärmebelastung des Menschen zu beurteilen, ist die sogenannte Wet Bulb Globe Temperature (WBGT). Dieses Klimasummenmaß zur Einschätzung der Hitzebelastung wurde 1905 von dem englischen Physiologen John Scott Haldane eingeführt. Heute kennt man über 40 weitere sogenannte Heat-Stress-Indizes, denen unterschiedliche Parameter zugrunde liegen, diese unterschiedlich gewichten und verschiedene Berechnungs-Schemata anwenden. Aufgrund der Komplexität der beteiligten Faktoren physikalischer Art einerseits und der individuellen Konstitution (Alter, Trainingszustand, Vorerkrankungen etc.) der durch die Wärmebelastung betroffenen Person andererseits, gibt es bislang keinen allgemein gültigen Heat-Stress-Index. Der Physiologe Epstein hat in einer großen Review-Arbeit die verschiedenen gebräuchlichen Arten von Hitzestress in drei Kategorien geteilt: Erstens die »Rationalen (Verhältnis-) Indizes«, die auf physikalischen Wärmebalancegleichungen beruhen, zweitens die »Empirischen Indizes«, die auf subjektiven und objektiven Hitzestress-Skalen basieren, und drittens die sogenannten »Direkten Indizes«, die insbesondere auf Messungen der Umweltparameter beruhen. Die größte Aussagekraft haben seiner Meinung nach die Rationalen Indizes, die aber gleichzeitig aufgrund ihrer Komplexität im Alltag kaum praktische Anwendung finden können. Epstein vergleicht in seinem Review die verschiedenen Skalen, um eine Beziehung zwischen subjektiven/numerischen Skalen, dem Hitzestressindex und der physiologischen Fähigkeit zur Regulierung der Körpertemperatur herzustellen. Subjektive

Skalen basieren auf dem thermischen Empfinden des Benutzers, ausgedrückt als Zahl zwischen 1 und 9 oder -3 bis +3, und beziehen sich auf Begriffe des thermischen Komforts wie heiß, neutral oder kalt, unbehaglich, behaglich oder angenehm/komfortabel. Der Hitzestressindex hingegen bezieht den Schwitzbedarf unter Hitzestress ein. Auch die allgemeine physische Kapazität, auf Hitzestress zu reagieren, wird in die Betrachtungen mit einbezogen (z. B. Vasomotorik). Es ist naheliegend, dass derartige Vergleiche nicht alle Parameter wie individuelle anthropometrische Faktoren, Kleidung, Anpassung usw. erfassen können. Es lassen sich jedoch wichtige Bereiche für den Arbeitsschutz definieren: der Behaglichkeitsbereich, der Erträglichkeitsbereich und demzufolge auch der Unerträglichkeitsbereich. Im Behaglichkeitsbereich werden die klimatischen Bedingungen als angenehm empfunden. Im Erträglichkeitsbereich ist der Körper mit seiner Wärmebilanz nicht mehr im Gleichgewichtsbereich und ist gezwungen zum Beispiel stärker zu schwitzen, um seinen Körper abzukühlen. Im Unerträglichkeitsbereich befindet sich der Organismus dann jenseits einer psychisch-physischen Grenze, was bei fortgesetzter Belastung kurzfristig zu Gesundheitsschäden, zur totalen Erschöpfung, einem Herz-Kreislauf-Kollaps beziehungsweise im extremen Fall zum Tod führen kann.

In diesem Zusammenhang ist nun abschließend die Bestimmung der örtlichen Betriebstemperatur in Arbeitsräumen entscheidend. Die örtliche Betriebstemperatur ist nicht identisch mit der in ASR A3.5 genannten Luft- oder Raumtemperatur, die – wie oben bereits erwähnt – mit einem vor Strahlungswärme geschützten Thermometer in der

Raummitte in 0,6 Metern Höhe bei sitzender Tätigkeit und 1,1 Metern Höhe bei Tätigkeiten im Stehen über dem Boden gemessen wird. Für die Bestimmung der örtlichen Betriebstemperatur kann hingegen die WBGT verwendet werden. Denn der Mensch kann nur sehr eingeschränkt zwischen dem Empfinden warmer Umgebungsluft und dem Einfluss einer mittleren Strahlungstemperatur unterscheiden. Diesem Umstand wird bei der Zusammensetzung bestimmter Raumtemperaturen oder der operativen Lufttemperatur insofern Rechnung getragen, als dass die operative Raumtemperatur sich zum Beispiel aus der halbierten Summe der mittleren Lufttemperatur und der mittleren Strahlungstemperatur ergibt. Denn ausschlaggebend für die Wärmeeinwirkung auf eine Person bei der Arbeit ist der kumulative Wärmestrom durch unterschiedliche Wärmestrahlung, der anhand der Messwerte mittlere Strahlungstemperatur, WBGT und effektive Strahlungsintensität beurteilt werden kann. Und da wird es interessant: Gemäß der Klimaverordnung (2008) des Bundesministeriums für Verkehr, Bau und Stadtentwicklung müssen alle Neu-, Umbau- und Erweiterungsbauten des Bundes so geplant und ausgeführt werden, dass gesundheitsfördernde Raumtemperaturen in typischen Büroräumen im Sommer grundsätzlich ohne den Einsatz von Klimaanlagen eingehalten werden können. Die Raumtemperaturen müssen somit den Anforderungen der DIN EN ISO 15251:2012-12 (2012) entsprechen. Bei der Planung und beim Betrieb von derartigen Räumen gilt es darüber hinaus zu berücksichtigen, dass auch ein optimal eingestelltes Raumklima zum Problem werden kann. Beispielsweise kann eine über einen längeren Zeitraum anhaltende – vielleicht auch nur wahrgenommene – Klimamonotonie am Arbeitsplatz oder der Eindruck, keine

Möglichkeit zur Einflussnahme auf das Raumklima zu haben, negative Auswirkungen auf den Menschen haben und zu Unzufriedenheit und Beschwerden und damit zu einem Rückgang der Motivation und Arbeitszufriedenheit führen. Aber wohlgemerkt: Es geht beim Arbeitsschutz rechtlich nicht darum, dass der Arbeitnehmer sich wohlfühlt.

STADT UND HITZE

Ein Messi und ein Citizen Scientist – was ist das für eine Verbindung? Klimawandel und Betäubungsmittel, wie passt das zusammen? Und was, um Himmels willen, muss man sich unter Evapotranspiration und small water bodies vorstellen?

Warum sind Städte vom Klimawandel besonders betroffen? Welche Rolle spielt der Gesundheitssektor dabei, und welche Lösungsmöglichen bieten sich an?

Zahlreiche Studien in den letzten zwei Jahrzehnten haben gezeigt, dass die Hitzewelle 2003 in Europa zu einem signifikanten Anstieg der hitzebedingten Erkrankungen und höherer Sterblichkeit geführt hatte. Aufgrund dieser Studienergebnisse erklärte die University College London (UCL) Lancet Commission bereits im Jahr 2009 den Klimawandel zur größten globalen Gesundheitsbedrohung des 21. Jahrhunderts. Steigende Temperaturen, häufigere extreme Wetterereignisse und veränderte Krankheitsmuster sind nach ihren Erkenntnissen einige der direkten und indirekten Folgen des Klimawandels, der vermutlich das alltägliche Leben und Wohlergehen von Milliarden von Menschen beeinträchtigen wird. Die gesundheitlichen Auswirkungen werden sich durch die Ausbreitung von durch Vektoren übertragene Krankheiten, Hitzewellen, Wasser- und Ernährungsunsicherheit, Gefährdung von Wohnraum und menschlichen Siedlungen, extreme Klimaereignisse sowie Bevölkerungswachstum und Migration bemerkbar machen. Effektive Anpassungs- und Abmilderungsmaßnahmen sind notwendig, um die mit dem Klimawandel verbundenen Gesundheitsrisiken zu minimieren und die Gesundheit der Bevölkerung auf der ganzen Welt zu schützen. Städte sind von diesem Klimawandel in mehrfacher Hinsicht betroffen und sind selbst ein Teil des Problems. Zum einem führt die zunehmende Urbanisierung dazu, dass immer mehr Menschen in Städten leben. So kommt es, dass erstmals in der Menschheitsgeschichte bereits im Jahr 2008 von den damals 6,7 Milliarden Menschen mehr als die Hälfte in Städten gelebt haben. Die Vereinten Nationen prognostizieren, dass dieser Anteil der in Städten lebenden Menschen bis zum Jahr 2050 auf 68 Prozent der Weltbevölkerung ansteigen wird. Dies bedeutet anderseits, dass Städte auch für einen großen Prozentsatz der weltweiten Kohlendioxidemissionen verantwortlich sind, die direkt zum Klimawandel beitragen. Gleichzeitig sind Städte und ihre Bewohner aufgrund der baulichen Dichte und der geringen Grün- und Wasserflächen besonders stark von den Auswirkungen des Klimawandels betroffen. Die hohen Temperaturen in Städten gegenüber dem Umland hat zum Begriff Urban Heat Islnad (UHI), der städtischen Hitzeinsel, geführt. Dies unterstreicht die Notwendigkeit für Städte, sowohl die Ursachen als auch die Auswirkungen des Klimawandels anzugehen, um die Gesundheit und das Wohlbefinden ihrer Einwohner zu gewährleisten. EuroHEAT, ein vom WHO-Regionalbüro für Europa koordiniertes und von der Generaldirektion Gesundheit und Verbraucher der Europäischen Kommission kofinanziertes Projekt, hat die gesundheitlichen Auswirkungen von Hitze in

Städten in der Europäischen Region der WHO quantifiziert und Optionen zur Verbesserung der Gesundheitssysteme und mögliche Maßnahmen zum Schutz der Gesundheit ermittelt. Sie haben belegen können, dass lange und intensive Hitzewellen besonders viele Todesopfer in Städten fordern. In den neun von EuroHEAT analysierten europäischen Städten (Athen, Barcelona, Budapest, London, Mailand, München, Paris, Rom und Valencia) lag der geschätzte Anstieg der Sterblichkeit während Hitzewellen zwischen 7,6 und 33,6 Prozent. Die Auswirkungen längerer Hitzewellen (mehr als vier Tage) auf die Sterblichkeit waren 1,5- bis 5-mal höher als die von kurzen Hitzewellen.

Ähnliche Daten wurden in östlichen Städten in den USA erhoben und unterstreichen die Notwendigkeit von vorbeugenden Gesundheitsprogrammen zur Reduzierung von klimabedingten Erkrankungen beziehungsweise in diesem Zuge auftretenden Todesfällen, insbesondere bei Patienten mit Herz-Kreislauf- und Atemwegserkrankungen. So konnte in einer großen Multi-Städte-Studie aufgrund des Klimawandels eine Abnahme der Lebenserwartung bei Menschen, die über 75 Jahre alt waren und an chronischen Krankheiten wie Myokardinfarkt, COPD, chronischer Herzinsuffizienz oder Diabetes litten, festgestellt werden. Hiernach steigt in Zeiten niedriger Temperaturen die tägliche Morbidität und Mortalität von Lungenpatienten um drei bis vier Prozent pro -1 °C Abweichung vom minimalen individuellen Temperaturempfinden, während in heißen Perioden die Morbidität und Mortalität um sieben Prozent pro +1 °C Abweichung vom maximalen individuellen Temperaturempfinden ansteigt. In Hitzeperioden steigt die Zahl der hitzebedingten Todesfälle signifikant an, was in mehreren

Studien belegt werden konnte. Dieser Effekt ist in warmen Städten wie dem Mittelmeerraum stärker ausgeprägt und tritt bei Patienten mit chronisch obstruktiver Erkrankung häufiger auf als bei Patienten mit anderen Lungenerkrankungen. Bewohner nördlicher Städte wie Berlin sind in einer warmen Temperaturperiode anfälliger, während Bewohner südlicher Orte in kalten Perioden am anfälligsten sind. Studien konnten in verschiedenen Städten pro 1 °C Temperaturanstieg eine Zunahme der Morbidität von 1,3 auf bis zu 5,4 Prozent und einen Anstieg der Sterblichkeit von 1,6 auf bis zu 10,8 Prozent bei Menschen über 75 Jahren nachweisen. Diese Zunahme von Erkrankungen, die der Klimawandel begünstigt, wird im Gesundheitssystem zunehmend beträchtliche Mehrkosten verursachen. So wird zum Beispiel der geschätzte Anstieg der Gesundheitskosten für Lungenpatienten aufgrund des Klimawandels sich voraussichtlich im Zeitraum von 2060 bis Ende des Jahrhunderts um den Faktor 6 erhöhen. Darüber hinaus werden andere chronische Zivilisationserkrankungen wie Übergewicht, Diabetes, Herz-Kreislauf-Erkrankungen gleichfalls einen wirtschaftlichen Produktivitätsverlust beschleunigen. Damit hat der Klimawandel mit seinen Extremwetterereignissen und Hitzewellen nicht nur medizinisch-epidemiologische Auswirkungen auf die Gesellschaft, sondern auch weitreichende wirtschaftliche Folgen.

So gehen die Schätzungen für die volkswirtschaftlichen Kosten durch Hitze in Europa im Jahr 2003 von 10 bis 17 Milliarden Euro aus. Für den Zeitraum 2015 bis 2019 werden allein in Frankreich die Kosten auf 25,5 Milliarden Euro angesetzt und die Ausgaben in Deutschland für nur zwei heiße Jahre, 2018/2019, auf 32 bis 37 Milliarden Euro geschätzt. Diese aktuellen sichtbaren Belastungen für das Gesundheitswesen und die Wirtschaft unterstreichen die dringende Notwendigkeit von Präventivmaßnahmen und Anpassungsstrategien, um die negativen gesundheitlichen und wirtschaftlichen Auswirkungen des Klimawandels abzumildern. Neben der Land-, Forst- und Waldwirtschaft, die erheblich zu diesen Kosten beiträgt, werden die Ausgaben für die Sanierung und den klimaneutralen Neu- und Umbau in Städten Milliarden Summen erfordern. Investitionen werden insbesondere im Gesundheitssektor in den Städten notwendig werden. Die gesamte Problematik lässt sich exemplarisch gut an Berlin und im Gesundheitssektor speziell am Fall der Charité verdeutlichen.

Zunächst zu Berlin. Berlin eignet sich für eine derartige integrative Betrachtung aus mehreren Gründen. Zunächst ist diese Metropole in Europa weitgehend unbeeinflusst von anderen Ballungsräumen aufgrund der überwiegenden land- und forstwirtschaftlichen Nutzung/Bodenbedeckung im Umland. Dann liegt die Stadt fernab von Meer und Gebirge und besitzt eine relativ flache Topographie. Das Klima kann als feucht-warmgemäßigtes charakterisiert werden, wobei auch in dieser Region laut Analyse der historischen Wetteraufzeichnungen Hitzewellen seit dem Ende des 19. Jahrhunderts deutlich zugenommen haben. Dann besitzt die Stadt vermutlich das dichteste Netz meteorologischer traditioneller Messstationen weltweit. Dieses Netzwerk wurde in den letzten Monaten noch dadurch verfeinert, dass die Bürgerinnen und Bürger der Stadt von den wissenschaftlichen Institutionen in der Stadt dazu aufgefordert wurden, sich durch eigene Datenerhebungen an den Forschungsprogrammen, die die Erfassung der zeitlichen und räumlichen Variabilität der Temperatur und Niederschlagsmengen im städtischen Raum von Berlin zum Ziel hatten, zu beteiligen (Citizen Scientist Initiative). Für diese Untersuchungen wurde den Bürgern ein eigenes Messgerät, das sogenannte MESSI (Mein Eigenes Sub-Skalen Instrument), zur Verfügung gestellt. Hierdurch konnten sehr hochauflösende Niederschlags- und Temperaturdaten für Berlin generiert werden. Gleichzeitig wurden in der Kooperation zwischen Klimaforschern und den Bürgern Forschungsfragen im Hinblick auf das Stadtklima entwickelt, etwa inwieweit sich die verschiedenen Stadtteile hinsichtlich ihres Klimas unterscheiden und wie sich die atmosphärischen Bedingungen im Zuge von Hitzewellen in diesen Stadtteilen verändern. Im Fokus standen dabei die oberflächennahen Temperaturen in Höhe des städtischen Baumkronendaches (Urban canopy layer, UCL), ein Maß, das sich vermehrt in der Klimatologie durchgesetzt hat, um eine Vergleichbarkeit unterschiedlicher Studien zu ermöglichen. Außerdem wurden unterschiedliche räumliche Skalen für die Analyse zugrunde gelegt, die sich zum Teil überschneiden. Diese Skalen sind insbesondere im städtischen Bereich notwendig, wo sich von Bezirk zu Bezirk die räumlichen Gegebenheiten drastisch verändern können, manchmal schon von Straße zu Straße. Als Mikrobereich, unterhalb von einem Kilometer, wurden deshalb Dächer, Wände, Boden, einzelne Gebäude bis hin zu Straßenschluchten und Stadtvierteln definiert. Diese Gebäudewände und eng bebauten Straßenschluchten sind es, die maßgeblich für die höheren innerstädtischen Temperaturen im Vergleich zu ländlichen Regionen bei Tage und bei Nacht verantwortlich sind; in der Nacht, weil die

Gebäude, Straßen und Wände die am Tage gespeicherte Wärme dann an die Umgebung abgeben. Hinzukommt in den Städten aufgrund einer geringeren Vegetation eine verringerte Verdunstung von Wasser aus Tier- und Pflanzenwelt (Evapotranspiration), die zur Abkühlung beitragen könnte, um so die anthropogenen Wärmeemissionen, die durch die direkte Freisetzung von Wärme durch Heizung, Kraftfahrzeuge und Fabriken in Städten entstehen, zu senken. Unter lokaler Zone wird der Bereich zwischen 0,1 und 50 Kilometern verstanden. Dieser Raum beinhaltet Gebäudeblöcke bis zu Stadtvierteln oder ganzen Städten. Schließlich erstreckt sich, das als Meso bezeichnete Gebiet zwischen 10 und 300 Kilometern und schließt ganze Städte und ihre Umgebung ein. Dieses Konzept der lokalen Klimazonen (local climate zones – LCZ) wurde gewählt, um Temperaturunterschiede zwischen den lokalen Klimazonen identifizieren zu können. Die Untersuchungen in Berlin ergaben, dass es signifikante Temperaturunterschiede zwischen den lokalen Klimazonen gab, insbesondere in Nächten und in den wärmeren Monaten des Jahres. Diese Resultate decken sich mit früheren Studien in Berlin und bestätigen die Untersuchungen in anderen Städten in den mittleren Breiten. Die Variabilität der Umgebungstemperaturen innerhalb der lokalen Klimazonen waren am Tag und in der Nacht ausgeprägter, vor allem für die Wetterstationen, die von den Citizen Scientists im Rahmen der Crowd-Sourcing-Kampagne betrieben wurden. Wie ist das zu erklären? Vermutlich sind die ermittelten Unterschiede darauf zurückzuführen, dass sich die Wetterstationen der Citizen Scientists vermehrt in verdichteten, eng bebauten Stadtbezirken befanden, während die traditionellen und professionellen Messapparate der Wissenschaftler auch in natürlichen Räumen wie Grünflächen oder Wälder installiert waren. Hier offenbart sich der Vorteil, Messdaten, die im Rahmen von Crowd-Sourcing gewonnen wurden, mit in wissenschaftliche Studien einzubeziehen. Zum einem wird die Datenlage wesentlich umfangreicher und zum anderen breiter, um kleinräumlich die örtlichen Besonderheiten adäquat berücksichtigen zu können. Eine Kombination beider Datensätze erweist sich somit als sinnvoll, um ein ganzheitliches Bild der Temperaturbedingungen in Städten und in ihrer Umgebung zu erhalten. Ungenauigkeiten bei der Erfassung der Klimadaten durch Citizen Scientists können nach Aussagen der Wissenschaftler durch entsprechende Programme erkannt und entsprechend korrigiert werden. Insgesamt können die Erfahrungen und Erkenntnisse dieser Klimastudien bei der Entwicklung eines Frühwarnsystems helfen, in Zukunft negative Auswirkungen von Hitzewellen zu vermindern. Diese in Berlin durchgeführten Studien unterstreichen einmal mehr die Notwendigkeit, den Austausch zwischen Klimaforschern, Anwendern und Politik zu intensivieren und zu vertiefen. Gerade diese Schwachstelle ist im Einstein Center Climate Change erkannt worden, und augenblicklich arbeiten verschiedene Institutionen der Technischen Universität, der Freien Universität und der Charité Berlin mit vereinten Kräften daran, diese Lücke zu schließen, indem sie ein Forschungsprogramm für das Einstein Center Climate Change ausgearbeitet haben, das als Schwerpunkt die Governance in den Mittelpunkt rückt, also das Vermitteln von notwendigen Veränderungen in Gesellschaft und Politik. Dieser Ansatz scheint zwingend erforderlich, um die negativen Auswirkungen von Hitzewellen in Städten und die Verschlechterung des städtischen

Wärmeklimas durch maßgeschneiderte Aktionspläne, Warnsysteme sowie Anpassungs- und Minderungsmaßnahmen zu bekämpfen. Darüber hinaus ist ein Wissenstransfer zwischen den verschiedenen Institutionen notwendig, um frühzeitig in Stadtplanung und -gestaltung eingebunden zu sein, was interdisziplinäres Arbeiten zwischen wissenschaftlichen Disziplinen, Stadtplanung und Politikgestaltung erfordert.

Kliniken im städtischen Raum – die Charité

Einen speziellen Fall im Stadtklima stellen in mehrfacher Hinsicht die medizinischen Kliniken dar. Deshalb soll die Charité im Folgenden als Blaupause dafür dienen, welche Bedeutung derartigen Institutionen beim Stadtklima zukommt und welchen Beitrag sie leisten können, um jenes zu verbessern. Zur Darstellung und Erläuterung dieser Problematik eignet sich die Charité im Besonderen – schon allein aufgrund ihrer schieren Größe und Geschichte. Was die Größe anbetrifft, beansprucht die Charité eine Fläche von etwa 0,1 Prozent des Berliner Stadtgebiets und liegt mit drei von vier Krankenhausstandorten, dem Charité Campus Mitte (CCM), dem Charité Virchow Klinikum (CVK) und dem Charité Campus Benjamin Franklin (CBF), im Zentrum der Metropole. Die Entwicklung der modernen Medizin, die von der Charité wesentlich geprägt wurde, zeigt sich auch an ihrem Baubestand. Gebäude verschiedener Epochen spiegeln die historischen Entwicklungsstände der medizinischen Wissenschaft wider. Das aktuelle Potenzial der Charité als ein national wie international renommiertes und leistungsstarkes Universitätsklinikum findet jedoch keine Entsprechung mehr in seinen Gebäuden. Die Bausubstanz ist inzwischen weitflächig gekennzeichnet durch die Instandhaltung von Gebäuden vergangener Epochen und überalterter technischer Anlagen – auch mangelt es an zeitgemäßer Architektur für klinische Abläufe sowie für Forschung und Lehre. Ferner macht man es sich kaum bewusst, dass der Gesundheitssektor maßgeblich zum Ausstoß von klimaschädlichen Emissionen beiträgt. Dem »Health care climate footprint report« zufolge ist der Gesundheitssektor für 4,4 Prozent der globalen Nettoemissionen verantwortlich. Damit übersteigen die Emissionen jene des weltweiten Luftverkehres oder der Schifffahrt. Oder anders ausgedrückt: Auf das Jahr 2015 bezogen würde laut der Bundesärztekammer der globale Gesundheitssektor mit seinen CO_2-Emissionen – wenn man ihn als eine Einheit sieht – von der Größenordnung her nach China (10,4 Gigatonnen), den USA (5,4 Gigatonnen) und Indien (2,3 Gigatonnen) Platz 4 im weltweiten Ranking der Länder mit den höchsten Emissionen einnehmen. Je nach Entwicklungsstand der Länder variiert der Anteil des Gesundheitssektors an den nationalen Emissionen deutlich und hängt unter anderem von den Ausgaben für die Gesundheitsversorgung in dem Land ab. So entfallen in den USA 7,6 Prozent der klimaschädlichen Gase auf den Gesundheitssektor und stellen damit den größten Einzelwert dar. Im EU-Durchschnitt ist der Anteil mit 4,7 Prozent deutlich geringer, in Deutschland wurde ein Anteil von 5,2 Prozent ermittelt. Eine Aufschlüsselung innerhalb des Gesundheitssektors ergibt, dass bei der Herstellung von Medizinprodukten und den damit verbundenen Lieferketten mit 71 Prozent die größten Mengen klimaschädlicher Gase anfallen. Die direkten Emissionen aus den Gesundheitseinrichtungen (Kliniken und Arztpraxen) sind für etwa 17 Prozent der Emissionen verantwortlich und die indirekten für 12 Prozent (Strom, Wärme, Kühlung). Die Emission von teils extrem klimaschädlichen Inhalationsnarkotika (z. B. Isofluran, Sevofluran, Desfluran) wird neueren Angaben zufolge auf 3,1 Millionen Tonnen CO_2-Äquivalent geschätzt. Die Verringerung der CO_2-Emissionen der Krankenhäuser und Arztpraxen auf verschiedenen Ebenen kann demnach entscheidend dazu beitragen, das deutsche Gesundheitswesen klimaneutral zu machen, wofür sich der 125. Deutsche Ärztetag 2021 in Berlin in einem offiziellen Beschluss ausgesprochen hat; er fordert gleichzeitig, dass die Entscheidungsträger im Gesundheitswesen diese Umsetzung des Beschlusses zielstrebig, konsequent und zeitnah verfolgen. Dabei sollen die Maßnahmen so erfolgen, dass die medizinischen Standards eingehalten und Patientinnen und Patienten dadurch nicht beeinträchtigt werden. 2019 hat die Charité dazu eine Vereinbarung mit dem Land Berlin getroffen, in der festgelegt ist, dass die Charité bis 2050 klimaneutral wird.

Im Jahr 2018 lagen die Emissionswerte der Charité noch bei insgesamt 111.729 Tonnen CO_2-Äquivalente. Bis 2028 soll dieser Wert laut Vereinbarung in einem ersten Schritt um 20 Prozent – im Verhältnis zu 2016 – gesenkt werden. Um die geplanten CO_2-Reduktionsziele zu erreichen, sind Maßnahmen in verschiedenen Bereichen erforderlich. Dazu zählen bauliche und technische Maßnahmen mit innovativen Ansätzen, der Einsatz erneuerbarer Energien, organisatorische Maßnahmen, nachhaltige Mobilitätslösungen, Green IT im Sinne von ressourcenschonender Technologienutzung, Aus- und Weiterbildungsangebote für die Beschäftigten der Charité. Aber eines ist klar – ohne eine Erneuerung der baulichen Strukturen wird es der Charité zukünftig nicht gelingen, sowohl einen entscheidenden Beitrag zur Gesundheitswirtschaft und der Klimasituation der Metropolenregion Berlin-Brandenburg zu leisten als auch einen Spitzenplatz in der Gesundheitsforschung weltweit zu behaupten. Der Bedarf an baulicher Erneuerung und Anpassung ist enorm. So belaufen sich die geplanten Aufwendungen bis 2050 für die drei Standorte Charité Campus Mitte (CCM), Charité Virchow Klinikum (CVK) und Charité Campus Benjamin Franklin (CBF) auf insgesamt geschätzte 6,6 Milliarden Euro. Dabei entfallen allein auf den Standort CVK 3,5 Milliarden Euro. Dabei sollen die Umbau- und Sanierungsmaßnahmen neben der Klimaneutralität die Grundsätze einer »Healing Architecture« berücksichtigen. Darunter versteht man eine Architektur, die zur Unterstützung des physischen und psychischen Wohlbefindens dient. Für die Umbauprozesse sollen innovative Konzepte genutzt werden und dabei einen ganzheitlichen Blickwinkel aufweisen, der Forschung, Medizin und Stadtleben miteinander verknüpft. Dabei plant die Charité keine Bauvorhaben, um sich räumlich zu erweitern. Im Gegenteil – die bauliche Erneuerung und Anpassung von Strukturen im Kernbestand ist notwendig, um den Flächenbestand in den Außenbereichen der Campi zu konsolidieren. Die Charité muss bauen, um kompakter zu werden, um Prozesse flächeneffizienter zu organisieren und um Betriebskosten einzusparen. So soll im Berliner Stadtteil Wedding an der Seestraße in direkter Nähe zum Charité Campus Virchow bis 2028 ein neuer Forschungscampus entstehen. Zu diesem zählt u. a. das BeCAT (Berlin Center of Advanced Therapies) und das Si-M (Der simulierte Mensch). Im selben Jahr ist vorgesehen, das neue Deutsche Herzzentrum an der Charité in Betrieb zu nehmen. Es soll

Medizin auf internationalem Spitzenniveau ermöglichen. Die Erneuerung und Anpassung des alten Gebäudebestandes der Charité ist aber inhaltlich konfliktbeladen, weil etwa bei speziellen Fassaden, wie am Klinikum Benjamin Franklin der Fall, Klimaschutz und Denkmalschutz aufeinandertreffen. Gleichzeitig muss der Umbau- und Sanierungsprozess so erfolgen, dass Raumstrukturen entstehen, die veränderten Nutzungsbedingungen im Zuge von Schwerpunktbildung an bestimmten Orten gerecht werden. Die Planungen zum Umbau beschränken sich dabei nicht nur auf die Gebäude auf den entsprechenden Campi, sondern beziehen den angrenzenden Stadtteil als Quartier mit ein. Es geht also nicht nur darum, Innen- und Außenräume der Gebäude klimaneutral zu sanieren, sondern auch die Auswirkung der Liegenschaften und Grünflächen im Bereich der Charite in einem weiter gefassten Rahmen zu sehen, der eine kleinklimatologische Betrachtung der Auswirkungen auf den Stadtteil in der Metropole mit einbezieht. Da die drei Kliniken der Charité Mitte, Virchow und Benjamin Franklin im Zentrum der Stadt liegen, ist die Hitze- und Schadstoffbelastung wie geschildert besonders bei Hitzewellen hoch. Insbesondere ältere Patienten von über 65 Jahren verbringen im Schnitt 21 Tage in der Charité und zählen zu einer der Gruppen, die besonders vulnerabel auf Hitzestress und eine schlechte Luftqualität reagieren. Neben diesem Personenkreis gilt es, besonders auf Kinder zu achten und sie vor gesundheitlich belastenden Umwelteinflüssen zu schützen. Letzteres ist eine Herausforderung am Charité Campus Virchow, denn dort befindet sich der Großteil der Charité-Fachkliniken im Bereich Pädiatrie (Kinder- und Jugendmedizin) und Neonatologie (Frühgeborenen-Medizin). Alle Gesundheitseinrichtungen haben es darüber hinaus bei Hitzewellen mit einer Zunahme von multiresistenten Keimen sowie Antibiotika-resistenzen zu tun. Die aktuelle Pandemie hat darüber hinaus verdeutlicht, wie wichtig die Luftqualität in Innenräumen ist, um die Verbreitung von Viren zu verhindern. Das ist ein weiterer Punkt, der beim Umbau und Neubau von Gebäuden berücksichtigt werden muss.

Green Buildings, Green Hospitals sowie das Charité-Projekt »Heat & Health«

Green Hospitals können als eine Weiterentwicklung des Konzepts der Green Buildings gesehen werden. Der Green Building-Ansatz verfolgt schwerpunktmäßig einen gesund-heitsfördernden Ansatz, der Green Hospital-Ansatz zielt insbesondere auf umweltfreundliche Lösungen im Gesund-heitssektor ab. Er konzentriert sich damit speziell auf die Bedürfnisse des Gesundheitssektors. Die Green Building- und die Green Hospital-Initiative folgt dem Ansatz, dass Krankenhäuser und andere Gesundheitseinrichtungen nicht nur energieeffizient und umweltfreundlich sein sollen, sondern sie auch die Gesundheit der Patienten und Mitarbeiter in den Mittelpunkt stellen. Dass der Gesundheitssektor maßgeblich zur Reduktion der CO_2-Emissionen und klimaschädlicher Gase beitragen kann, haben wir oben schon erfahren. Es gibt aber noch eine ganze Reihe weiterer Punkte, wie zum Beispiel der Wasserverbrauch im Gesundheitssystem. Ein einziges Bett in einem deutschen Krankenhaus verbraucht 300 bis 600 Liter Wasser pro Tag. Durch die Installation von wassersparenden Armaturen, Nutzung von Regenwasser oder Aufbereitungsanlagen, die beispielsweise das Abwasser aus

Waschmaschinen aufbereiten, lässt sich der Wasserverbrauch deutlich senken. Mehr Solaranlagen und Gebäudedämmung könnten Energieverbrauch reduzieren und innovative Beleuchtungssysteme den Stromverbrauch senken. Der Green Building-Ansatz mit einer anvisierten Verbesserung der Umweltqualität in den Innenräumen wirkt sich, wie mehrere Studien zeigen konnten, direkt und indirekt positiv auf das Befinden der Patienten und Mitarbeiter im Krankenhausbetrieb aus. Der Green Hospital-Ansatz bemüht sich zum Beispiel um eine Optimierung das Abfallmanagements im Gesundheitssystem. Hier sind die Abfallmengen insgesamt zu reduzieren und wenn nicht vermeidbar, eventuell zu kompostieren, zu sortieren und die Abfallprodukte, insbesondere Plastikmüll, einem Recycling-Prozess zuzuführen; wobei im Krankenhausbetrieb die besonderen Erfordernisse an die Hygiene zu berücksichtigen sind.

Es liegt nahe, dass eine Umstrukturierung der Krankenhäuser hin zu einer nachhaltigeren Gebäudeinfrastruktur hohe Kosten verursacht, aber, das konnten verschiedene Studien in der Zwischenzeit belegen, auch zu einer maßgeblichen Verbesserung der Gesundheit und des Wohlbefindens von Patienten und Arbeitnehmern im Krankenhausbetrieb führen. Die Steigerung der Produktivität bei gleichzeitiger Senkung von Energieverbrauch, Emissionen und Abfallmengen besitzt auf der anderen Seite große finanzielle Einsparmöglichkeiten. Fachleute gehen davon aus, dass für einige Krankenhäuser die Einsparpotenziale jährlich im Millionen-Euro-Bereich liegen. Kann durch eine detaillierte Aufschlüsselung belegt werden, dass nachhaltige Umstrukturierungen kostensparend oder zumindest kostenneutral sind, sind die kaufmännische Leitung und die

Krankenhausleitung vermutlich eher geneigt entsprechende Maßnahmen zeitnah umzusetzen. Es ist aber auch klar, dass derart umfangreiche klimaneutrale Sanierungs-, Um- und Neubauten – auch an der Charité – nicht aus den laufenden Budgets der Gesundheitseinrichtungen zu stemmen sind. Hierzu müssen spezielle Förderprogramme der Länder und des Bundes für Industrie, Bauunternehmen und Spezialfirmen im Klimasektor aufgelegt werden, die es teils bereits gibt, deren Anzahl und finanzieller Umfang durch die politischen Entscheidungsträger aber deutlich zu steigern ist. Wie man die unterschiedlich beteiligten Institutionen für diesen Prozess eines klimaneutralen Umbaus im Gesundheitswesen zusammenbringen kann – Politik, Industrie, wissenschaftliche Institutionen, Klinikmanagement –, hat die Charité im Pilotprojekt Heat & Health 2021 mit Unterstützung des Berliner Senats durchgespielt. Es sollte in diesem Pilotprojekt unter anderem geklärt werden, wie groß das Interesse in der Stadt an einem derartigen Projekt ist und welche unterschiedlichen Institutionen zu einem klimaneutralen Umbau der Charité beitragen könnten. Es zeigte sich, dass sowohl politische Entscheidungsträger als auch die in Berlin ansässigen Forschungseinrichtungen und Industrievertreter ein prinzipiell hohes Interesse an der Zusammenarbeit und Lösung der anstehenden Fragen zeigten. Dabei wurde als Ausgangspunkt der klimaneutrale Umbau einer exemplarischen Gebäudeeinheit aus dem Bestand der Charité am Campus Benjamin Franklin gewählt. Es ist vorgesehen, dass an diesem Standort die ausgewählten Gebäudeeinheiten im Sinne eines Living Labs betrieben werden. Ein Living Lab ist eine nutzerzentrierte, realweltliche Forschungsumgebung, in der nicht nur Wissenschaft, Wirtschaft und

Organisationen gemeinsam Forschung und Entwicklung betreiben, sondern vor allem der Nutzer selbst eine aktive Rolle innerhalb der Innovationsprozesse übernimmt. Ein frühzeitiges Einbeziehen der Anwendungskontexte und Nutzerbedürfnisse kann eine erhöhte Akzeptanz der Maßnahmen ermöglichen und zudem frühzeitig innovative, sozialökologische Effekte berücksichtigen. Diese Einbeziehung aller Bereiche und Berufsgruppen erzeugt einen starken Zusammenhalt und eine hohe Identifikation mit den Zielen dieses Konzepts. Das Living Lab soll damit gleichzeitig als Ideenschmiede fungieren und zudem als Inkubator zur Unterstützung Technologie- und klimaneutralorientierter, innovativer Start-ups dienen. Zunächst ist der Schwerpunkt der Studien, den Einfluss des Außenklimas auf das Innenklima zu klären, um dann in einem nächsten Schritt die Wirkungskette »Äußeres Klima – Gebäudeklima – Leistungsfähigkeit des Personals« zu erfassen. Hierzu wurde in Zusammenarbeit mit der TU Berlin an der Charité eine erste Testreihe 2022 zur Akzeptanz der tragbaren physiologischen Messgeräte zur Erfassung von Aktivität und Ruhephasen, von Herz-Kreislauf-Daten und Körpertemperaturmessungen durchgeführt. Es ist vorgesehen, in der Zukunft eine KI-basierte Datenanalyse zu entwickeln, die das Datenvolumen der Erfassungsebenen zeitlich korreliert und nach funktionalen »Abhängigkeiten« durchsucht. Am Ende der Untersuchungen steht der Wunsch, einen »digitalen Zwilling« zu generieren, um den Einfluss sich verändernder Umstände auf den Menschen zu simulieren. In diesen digitalen Zwilling sollen zusätzlich Umweltdaten aus der direkten und weiteren Umgebung des Klinikums einfließen. So laufen derzeit die Vorbereitungen, die Auswirkungen von Wasserflächen auf das Kleinklima in den Gebäuden des Benjamin Franklin Klinikums zu erfassen (small water bodies). Das Klinikum wurde Anfang der sechziger Jahre nach dem Vorbild eines Krankenhauscampus in den Vereinigten Staaten gebaut, und im Zuge dieser Bebauung erfolgte gleichzeitig die Anlage von mehreren Wasserbecken (15 m x 15 m) in den Innenhöfen des Klinikums, deren Einfluss auf das Mikroklima aber nie getestet wurde. Schließlich wurden diese Anlagen zum Teil stillgelegt. Dieses Pilotprojekt der Charité ist Teil eines größeren Forschungsverbundes in Berlin, des sogenannten Einstein Research Unit Climate and Water under Change (CliWaC). CliWac widmet sich als transdisziplinäre Forschungsinitiative der Berlin University Alliance der Untersuchung wasserbezogener Risiken des Klimawandels im Raum Berlin-Brandenburg. Dabei zielt die CliWaC-Initiative darauf ab, sozial- und naturwissenschaftliches sowie praktisches Fachwissen von Stakeholdern zusammenzubringen, um in einem weiteren Schritt Minderungs- und Anpassungsmaßnahmen gegenüber Auswirkungen des Klimawandels zu entwickeln. Die Forschungsthemen umfassen Ökosysteme, Biodiversität und Ökosystemdienstleistungen, Überschwemmungs- und Abwassermanagement sowie Wasserressourcenmanagement. Insgesamt beteiligen sich an der CliWaC-Initiative 28 Projektleiter der Berlin University Alliance, die zu diesem Thema Experten der Freien Universität Berlin, der Humboldt-Universität zu Berlin, Technische Universität Berlin und Charité zusammenführt; das Leibniz-Zentrum für Agrarlandschaftsforschung und das Institut für ökologische Wirtschaftsforschung sind ebenfalls beteiligt. Das geplante Projekt der Charité soll klären, ob sich die noch befüllten Becken positiv auf das Mikroklima der Innenhöfe und der umliegenden Gebäude auswirken, insbesondere in Trockenperioden mit geringer Verdunstungskälte. Dieses Projekt ergänzt damit laufende Forschungen der Charité in der CliWac-Initiative, die die Auswirkungen des Klimawandels auf ausgewählte einheimische und invasive allergene Pflanzen untersucht, insbesondere bei Kindern. Damit kann auch dieses Teilprojekt einen Beitrag zum angestrebten klimaneutralen Umbau der Charité leisten.

Durch die Simulation im digitalen Zwilling können Baumaßnahmen im Innen- und Außenraum sowie die Entsiegelung von Flächen und die Begrünung vorab untersucht werden. Gerade in der Begrünung von Flächen scheint ein hohes Potenzial zu liegen, wie die Lebensbedingungen in städtischen Hitzeinseln erträglicher gestaltet werden können. Eine groß angelegte Studie, die im Frühjahr 2023 in der britischen Fachzeitschrift LANCET veröffentlicht wurde, unterstreicht diese Vermutung. Für diese Studie wurden 93 europäische Städte ausgewählt, darunter Berlin, Düsseldorf, Frankfurt am Main, Hamburg, Köln, Leipzig und München. Die internationale Forschergruppe kommt zu dem Ergebnis, dass der aktuelle Baumbestand in diesen Städten bei etwa 15 Prozent der Stadtfläche liegt. Nach ihren Berechnungen würde eine Verdoppelung dieses Werts zu einem Rückgang der Lufttemperaturen um durchschnittlich 0,4 °C führen und die Zahl der Hitzetoten um bis zu 40 Prozent verringern, wobei es in Europa starke regionale Unterschiede gibt. Nach den Berechnungen des Forscherteams würden Städte in Süd- und Osteuropa mit besonders heißen Sommermonaten wahrscheinlich am meisten von einer solchen Begrünungsinitiative profitieren. Denn wie wir inzwischen wissen, wirkt sich Hitze insbesondere bei älteren und sehr jungen Menschen auf das

Herz-Kreislauf- und das Atmungssystem aus. Der für die Untersuchung gewählte Zeitraum war Juni bis August 2015. Für diesen Zeitraum wurden Mortalitätsdaten und Lufttemperaturen erhoben und miteinander in Beziehung gesetzt. Nach Angaben der beteiligten Wissenschaftler wurde festgestellt, dass eine stärkere Ausdehnung der Baumbestände in Städten einen kühlenden Effekt hat und die Sterblichkeit in der Bevölkerung verringert. In den Städten war es im Sommer 2015 durchschnittlich 1,5 °C wärmer als in den umliegenden ländlichen Gebieten. In der zweitgrößten Stadt Rumäniens, Cluj-Napoca, betrug der Unterschied sogar mehr als 4 °C. Was die Zahl der hitzebedingten Toten im Sommer 2015 betrifft, so ermittelte das Forschungsteam 6.700 vorzeitige Todesfälle mit starken regionalen Unterschieden, wobei Süd- und Osteuropa die größten statistisch signifikanten Unterschiede aufwiesen. Die Analyse deutscher Städte ergab, dass diese Städte einen Baumkronenanteil von 20 bis 33,4 Prozent aufwiesen. Interessant ist hier die Fallstudie Berlin mit einer hohen Baumdichte (Stadtdurchschnitt 33,4 %), bei der aber dennoch der städtische Wärmeinseleffekt im Durchschnitt 1,15 °C beträgt und bis zu 1,8 °C ausmacht. Daraus ermittelte das Forscherteam, dass die städtische Wärmeinsel eine Sterblichkeit von 3,8 Prozent der Sommersterblichkeit ausmacht oder für insgesamt 222 Todesfälle in Berlin verantwortlich ist. Obwohl der durchschnittliche Baumbestand in der Stadt über der Zielvorgabe von 30 Prozent liegt, gibt es einige Gebiete mit sehr geringem Grün, weshalb die Autoren fordern, dass der Schwerpunkt auf die Verteilung der Bäume gelegt werden sollte. Nach ihren Berechnungen gehen sie davon aus, dass eine homogene Baumbedeckung von 30 Prozent in ganz Berlin die Temperatur im Durchschnitt um 0,1 °C und in einigen Gebieten um bis zu 0,4 °C senken könnte; was eine Verringerung der durch UHI verursachten Todesfälle um 16 Prozent zur Folge hätte. Offensichtlich sind Bäume hier nicht das Hauptproblem oder stellen eine Lösung für den Wärmeinseleffekt in Großstädten dar. Deshalb sollten andere Maßnahmen erwogen werden, um die lokalen Temperaturen zu senken. Dazu gehören der Ersatz undurchlässiger Oberflächen wie Asphalt durch andere Materialien – idealerweise Vegetation –, der Verzicht auf den motorisierten Verkehr, die Verbesserung der Reflexionseigenschaften von Gebäuden durch die Verwendung heller Farben für Dach- und Wandoberflächen und die Einführung begrünter Dächer und Wände. Aus den Untersuchungen ging gleichfalls hervor, dass die Temperaturunterschiede Stadtgebiet vs. Umland in Berlin bei 1,0 °C liegen. Um einen Vergleich zu Berlin zu geben, wies Hamburg laut Forschungsgruppe einen aktuellen Baumkronenanteil von 23 Prozent auf, und die Lufttemperaturen lagen im Durchschnitt 0,8 °C über denen im Umland; in München wurde ein etwas geringerer Baumkronenanteil (20 %) festgestellt, und hier waren die Lufttemperaturen 1,2 °C wärmer als im Umland.

Weitere Maßnahmen, die Hitzebelastung im und um das Krankenhaus zu senken, können die Dach- und Fassadenbegrünung, Optimierung der Wand- und Dachisolierungen sowie Fenster mit Außenjalousien oder Hitzefolien sein, die die einfallende Sonnenstrahlung zu einem Großteil reflektieren. Diese Maßnahmen sind gleichzeitig dazu geeignet, den Energieverbrauch und damit die Betriebskosten des Krankenhauses zu senken.

Wie man exemplarisch an diesen Beispielen sieht, schlummern in den Bereichen Energie, IT, Ressourcen- und

Flächenmanagement erhebliche grüne Potenziale nicht nur im Gesundheitssektor.

Es sind also gewaltige Herausforderungen, die in den nächsten Jahren und Jahrzehnten auf den Gesundheitssektor zukommen, die Charité ist davon in besonderem Maße und in besonderer Vielschichtigkeit betroffen. Aber bekanntlich beinhalten krisenhafte Situationen gleichzeitig enorme Chancen, etwas grundlegend Neues zu gestalten. Hier hat die Charité eine historisch einmalige Chance! Es ist die größte Renovierungs- und Baumaßnahme im klinischen Bereich in Deutschland, vermutlich in Europa. Die den Umbau der Charité begleitenden Forschungsstudien werden zu einem besseren Verständnis der Auswirkungen des Klimawandels – insbesondere bei Hitzewellen – in Ballungsgebieten führen. Hier kann der Standort Berlin-Brandenburg davon profitieren, dass neben der Charité im medizinisch-therapeutischen Bereich die meteorologischen Forschungseinrichtungen in Berlin über das weltweit engste stadtklimatologische Netzwerk verfügen. Darüber hinaus kann für spezielle Fragestellungen, die mit den Auswirkungen des Klimawandels auf die Metropole zusammenhängen, auf die Expertise verschiedener anderer Forschungseinrichtungen zurückgegriffen werden; seien es Materialwissenschaften (Bundesanstalt für Materialwissenschaften, BAM), die Bauwissenschaften (Fraunhofer) und die Sozialwissenschaften an der Freien Universität, der Technischen Universität, der Humboldt-Universität und des Potsdamer Instituts für Klimafolgenforschung – ein einmaliges, wissenschaftliches Netzwerk vor Ort. Die Komplexität der Umgestaltung wird die Innovationskraft lokal, regional und überregional stärken, wovon in Berlin insbesondere die Klima-Öko-Start-up-Szene profitieren und auf die politische Stakeholder zurückgreifen könnten, um nachhaltige Lösungsansätze auch umzusetzen. Krankenhäuser sollen Oasen der Erholung werden und die Verbindung zwischen Umwelt und menschlicher Gesundheit in zukünftige Planungen mit einbeziehen. Und nicht zuletzt liegt es in der besonderen ethischen Verantwortung von Gesundheitseinrichtungen und ihrer Mitarbeiter, beispielhaft in der Gesellschaft eine umweltfreundliche und nachhaltige Umweltpolitik zu fördern und umzusetzen.

Nachdem wir die Belastungen des Klimawandels durch Hitzewellen für den Körper, für unterschiedliche Altersgruppen, unter Ruhe- und Arbeitsbedingungen, mit und ohne Vorerkrankungen sowie das Leben und Arbeiten in Gebäuden und Städten unter diesen Bedingungen kennengelernt und Lösungsansätze aufgezeigt haben, wollen wir exemplarisch im vorletzten Kapitel die globalen Auswirkungen des Klimawandels am Beispiel der Sub-Sahara behandeln.

ERDE UND HITZE

Expositions-Reaktions-Funktionen? Klingt komplizierter, als es ist. Cool roofs – ein neuer Trend? WBGT – schon mal gehört? Und was sind NCDs?

Die Sub-Sahara – ein Beispiel zur Verdeutlichung der globalen Auswirkungen des Klimawandels

Geografisch wird unter Sub-Sahara ein Gebiet des afrikanischen Kontinents verstanden, das südlich an die Wüste Sahara grenzt und politisch insgesamt 46 Staaten umfasst. Die sechs Inselstaaten Kapverden, Komoren, Madagaskar, Mauritius, São Tomé und Príncipe sowie die Seychellen zählen auch dazu. Mit nahezu 24 Millionen Quadratkilometern Landfläche ist die Sub-Sahara fünf Mal so groß wie die Europäische Union und nimmt nahezu 80 Prozent der gesamtafrikanischen Landfläche ein. Aufgrund ihrer großen Ausdehnung und Gestalt spricht man dieser Region eine gewisse Eigenständigkeit zu und bezeichnet die Sub-Sahara mancherorts auch als Subkontinent. Dieser wird geografisch im Westen vom Atlantischen, im Osten vom Indischen Ozean, im Norden durch die Wüste Sahara begrenzt und durch Nordafrika von Europa getrennt. Diese geografischen Grenzen werden später eine bedeutende Rolle bei den durch den Klimawandel verursachten Migrationsbewegungen spielen.

Der globale Klimawandel hat dazu geführt, dass die Temperaturen in der Sub-Sahara in den letzten Jahrzehnten kontinuierlich gestiegen sind und am Ende dieses Jahrhunderts deutlich über dem globalen Mittel liegen werden. Dieser Temperaturanstieg hat weitreichende Folgen für die Ökosysteme dieser Region und die dort lebenden Menschen. Bereits jetzt führen Dürren und Überflutungen zu Hungersnöten, zunehmende Wassertemperaturen in Flüssen und Seen bedrohen Fischbestände, und knapper werdende Süßwasserressourcen in anderen Regionen verschlimmern die unsichere Ernährungslage. Zahlreiche politische und gesellschaftliche Konflikte sind die Folge, wie in Burkina Faso, Mali und Niger. Aufgrund der bedrohlichen Sicherheitslage ziehen sich immer mehr UN-Friedenstruppen aus dieser Region zurück. Zum Teil wurden ausländische Söldnertruppen in diese Länder gerufen, um die dortigen Systeme zu stützen, wobei Eigeninteressen und der Wunsch der Einflussnahme auf die politischen Machthaber in einigen dieser Länder eine wichtige Rolle spielen. Großmächte wie China, Russland, die USA und auch Europa sind besonders daran interessiert, sich langfristig Zugang zu den Bodenschätzen in der Sub-Sahara zu sichern. Einige Staaten auf diesem Subkontinent, zum Beispiel der Senegal, Nigeria und Niger, verfügen über stattliche Vorkommen an Gas, Öl und Uran. Europa ist darüber hinaus bemüht, Migrationsbewegungen aus der Sub-Sahara Richtung Norden zu begrenzen. Die Destabilisierung der politischen Systeme, rasch wachsende Bevölkerungszahlen in einigen Staaten, eine damit einhergehende sich verschlechternde Versorgungslage und die zunehmende Perspektivlosigkeit der jungen Bevölkerung in diesen Ländern beschleunigen schon jetzt die Migrationsbewegungen und setzen insbesondere die südeuropäischen Länder unter Druck. Verschlimmert sich die Lage in der Sub-Sahara, würden sich künftig noch viel mehr Menschen auf den Weg nach Europa machen, um dem Elend zu entkommen. Schätzungen im Jahr 2020 gingen davon aus, dass bereits zu diesem Zeitpunkt über eine Milliarde Menschen in der Sub-Sahara lebten. Zwar nimmt die Geburtenrate in einigen Regionen ab, aber vier von neun Ländern, die das globale Bevölkerungswachstum beschleunigen, liegen in der Sub-Sahara. Dazu gehören: Nigeria, die Demokratische Republik Kongo, Äthiopien und Tansania. Hier bekommt eine Frau durchschnittlich vier bis fünf Kinder. Setzt sich dieser Trend fort, wird sich die Bevölkerung in der Sub-Sahara bis 2050 verdoppelt haben und im Jahr 2100 auf beinahe 4 Milliarden Menschen angewachsen sein. Es würde dann dort fast ein Drittel aller Jugendlichen weltweit leben. Schon 2018 waren 40 Prozent der Bevölkerung unter 15 Jahre alt und 20 Prozent zwischen 15 und 24 Jahren. Allein diese Bevölkerung nur zu ernähren wird eine gewaltige Herausforderung werden und die Gesundheitssysteme insgesamt belasten. Der Klimawandel verschärft diese Situation nochmals, denn die Auswirkungen des Klimawandels, also die Temperaturanstiege, Extremwetterereignisse wie Überschwemmungen und Stürme, werden im Bereich der Sub-Sahara stärker ausgeprägt sein als in anderen Regionen auf diesem Planeten. Das ist für Länder, deren Bevölkerung sich von subsidiärer Agrarwirtschaft – Subsistenzwirtschaft oder Bedarfswirtschaft – ernährt, verheerend. Diese Art der Agrarwirtschaft dient weitestgehend der Selbstversorgung und zur Sicherstellung des Lebensunterhaltes einer Familie oder einer kleinen Gemeinschaft. Subsistenzwirtschaft umfasst auch die Erträge aus Jagen und Sammeln, aber diese Form kommt in der Sub-Sahara aus ökologischen Gründen kaum zum Tragen. Angesichts der Tatsache, dass in der Sub-Sahara allein in den Ländern Nigeria, Burkina Faso, Mali und Niger bereits jetzt nahezu 300 Millionen Menschen leben und die Ernährung dieser Bevölkerung zu 90 Prozent durch Subsistenzwirtschaft erfolgt, wird die Dimension nur dieses einen Problems im Bereich Public Health deutlich. In Folge von Unterernährung sind eine erhöhte Krankheitslast und Anfälligkeit für andere Krankheiten mit allen negativen gesellschaftlichen und wirtschaftlichen Folgen zu erwarten.

Aus diesem Grund finanziert die Deutsche Forschungsgemeinschaft seit 2019 ein mehrjährig ausgelegtes wissenschaftliches Programm (Research Unit 2936, kurz: RU 2936) mit zehn Forschungsgruppen, das die oben beschriebenen komplexen Auswirkungen des Klimawandels in der Sub-Sahara – exemplarisch in Burkina Faso und in Kenia – untersuchen soll. Das Heidelberg Institute of Global Health (HIGH), das seit Jahrzehnten enge wissenschaftliche Beziehungen zu lokalen Gesundheitsvertretern in diesen beiden Ländern pflegt, koordiniert die Studie. Andere Experten im Forschungsteam kommen von dem Potsdamer Institut für Klimafolgenforschung (PIK), der Humboldt-Universität zu Berlin und der Charité Universitätsmedizin Berlin. Damit wird durch die Forschungseinrichtungen ein breites Spektrum an Erfahrung aus den Bereichen Public Health, Ernährung, Physiologie, Klimaforschung, Ökonomie und Politikwissenschaft abgedeckt. Bisher gab es nur sehr begrenzt konzertierte Bemühungen von Gesundheitswissenschaftlern, Klimaforschern und Sozialwissenschaftlern, um die Auswirkungen des Klimawandels auf die menschliche Gesundheit zu quantifizieren, wozu in der Sub-Sahara insbesondere Unterernährung bei Kindern, Malaria und hitzebedingte Herz-Kreislauf-Störungen gehören. Daher versucht die Forschungsgruppe übergeordnet zu klären, wie Wetteränderungen in dieser Region durch hydrologische, landwirtschaftliche und wirtschaftliche Faktoren zur Unterernährung der Bevölkerung beitragen oder zum Beispiel die Ausbreitung von Malaria begünstigen; ferner untersucht meine eigene Arbeitsgruppe an der Charité, wie sich klimatische Veränderungen auf die physische Leistungsfähigkeit der ländlich arbeitenden Bevölkerung auswirken. Die Untersuchungsergebnisse sollen dazu dienen, die Entwicklungslinien zu erkennen, um frühzeitig Strategien für Gegenmaßnahmen zu entwickeln, deren Wirksamkeit abzuschätzen sowie die sozioökonomischen Kosten von klimaspezifischen Anpassungsstrategien berechnen zu können. Schließlich soll ein sogenanntes Hochskalieren der historischen und prognostizierten Szenarien für Burkina Faso und Kenia von der lokalen auf die nationale Ebene erfolgen, um abschließend die ganze Breite der gesellschaftlichen Auswirkungen des Klimawandels auf die Gesundheit der Bevölkerung beurteilen zu können. Um einen genaueren Eindruck davon zu gewinnen, mit welchen Methoden welche Daten zur Beantwortung der aufgeworfenen Fragen gewonnen werden und in welche Modelle diese Daten einfließen, sollen einige Projekte des RU 2936 im Folgenden dargestellt werden. So kombiniert etwa das Potsdamer Institut für Klimafolgenforschung hochauflösende biophysikalische Klimaindikatoren (Lufttemperatur, Luftfeuchte, Windgeschwindigkeit etc.) mit regionalen Klimafolgenmodellen, um zu verstehen, wie sich Klimaänderungen auf die menschliche

Gesundheit in der Sub-Sahara auswirken. Diese aktuellen Daten werden dann mit historischen Datensätzen verglichen und daraus wiederum Prognosen für die künftige klimatische Entwicklung in diesem Raum entwickelt. Diese dienen dann abschließend dazu, die Auswirkungen von hydroklimatischen Extremen, landwirtschaftlichen Erträgen und anderen für die Gesundheit relevanten Faktoren in Modellen zu simulieren, wobei die unterschiedliche Topographie beider Länder berücksichtigt wird.

Ein anderes Projekt untersucht den Einfluss des Klimawandels auf die Ernährungssicherheit der Haushalte insbesondere im Hinblick auf die Kinderunterernährung an einer Kohorte von 2000 Kindern im Alter von null bis fünf Jahren. Hier spielen unregelmäßige Niederschlagsmuster für die Ernteerträge und damit die Ernährungssicherheit der Haushalte eine entscheidende Rolle. Aus diesem Grund wird ein sogenannter Niederschlagsindex verwendet, um den Einfluss des täglichen Niederschlags auf das Pflanzenwachstum zu messen und schließlich Erntemengen auf Haushaltsebene zu quantifizieren. Der Zusammenhang zwischen Niederschlägen und ihren Auswirkungen wird mithilfe von Expositions-Reaktions-Funktionen gemessen, wobei Co-Variable wie sozioökonomische Variable des Haushalts und der Krankengeschichte der Kinder in die Gesamtbetrachtungen mit einbezogen werden. Abschließend sollen die Ergebnisse in Klimawirkungsmodelle integriert werden, um Vorhersagen über die Auswirkungen des Klimas auf die Verfügbarkeit von Grundnahrungsmitteln für kurz- und langfristige politikrelevante Zeithorizonte treffen zu können.

Ein weiteres interessantes Projekt beschäftigt sich mit bautechnischen Möglichkeiten, um das Leben in der Sub-

Sahara erträglicher zu gestalten und auf diese Weise gesundheitliche, ökologische und wirtschaftliche Aspekte im ländlichen Afrika zu bessern. Dabei soll geprüft werden, wie sich die Cool Roof-Technologie auswirkt. Als Cool Roofs bezeichnet man eine kostengünstige Beschichtung von Dächern mit sonnenreflektierenden Oberflächenmaterialien, die bis zu 90 Prozent des einfallenden Sonnenlichts reflektieren. Bei Sommerhöchsttemperatur in Burkina Faso von regelmäßig über 40 °C mit steigender Tendenz erhofft man sich hiervon kühlere Temperaturen in den Wohnungen. Die Hitzebelastung in den Wohnungen ist während der Sommermonate ohnehin schon beträchtlich, da in den Häusern aus Lehm an offenen Herdfeuern gekocht wird. Die Studie wird eine randomisierte, kontrollierte Intervention sein, also Häuser mit und ohne Cool Roof-Technologie einschließen. Außerdem werden physiologische Parameter der Bewohner wie die Herzfrequenz erhoben. Ziel dieser Untersuchung ist der Nachweis eines allgemein verbesserten Raumklimas in Lehmhäusern mit Cool Roof-Technologie, woraus eine positive Wirkung auf die Bewohner dieser Gebäude resultiert, was sich an geringerem Krankheitsstand, geringerer Mortalität und nicht zuletzt auch an einem geringeren Energieverbrauch zeigen sollte. Wie das? Zum Beispiel dadurch, dass Ventilatoren weniger oft zum Einsatz kommen, um Räume zu kühlen. Nicht zuletzt sollen alle genannten positiven Faktoren zu insgesamt besseren allgemeinen sozioökonomischen Indikatoren wie Ernährung, Gesundheit, Ausbildung und Weiterbildung führen.

Eine Forschungsgruppe der Humboldt-Universität im RU 2936 untersucht genau diese sozioökonomischen Auswirkungen auf gesamtwirtschaftlicher Ebene. Ziel dieses Projekts ist die Entwicklung eines General Equilibrium Model-Frameworks zur Untersuchung der gleichzeitigen Auswirkungen des Klimawandels auf Gesundheit und Wirtschaft sowie entsprechende Anpassungsstrategien in Kenia und Burkina Faso. Der Rahmen soll die wirtschaftlichen Auswirkungen des Klimawandels auf verschiedenen Pfaden, wie verringerte landwirtschaftliche Erträge, Hitzestress und Änderungen der Häufigkeit von Malariaerkrankungen, integrieren und eine vergleichende Kosten-Nutzen-Analyse von Anpassungsstrategien durchführen. Derartige Forschungen erfordern eine weitreichende Literaturanalyse, einen Datenbankaufbau, die Entwicklung spezieller Modelle, wobei unterschiedliche Klimawandel-Prognosen »durchgespielt« werden, deren Daten wiederum direkt auf die Ergebnisse der Research Units und ihrer Arbeitsgruppen zurückgreifen: erfasste Ernteerträge, Hitzestress, veränderte Malariaprävalenz durch Rückgang der Erwerbsbevölkerung (Mortalität) oder geringere Arbeitsproduktivität (durch Zunahme von Erkrankungen, Morbidität) sowie die Auswirkungen unterschiedlicher Adaptationsstrategien.

Man mag bereits jetzt erkennen, wie integrativ das gesamte Forschungsprojekt RU 2936 ausgelegt ist, ausgelegt sein muss, um belastbare Ergebnisse zu liefern, die für die Konzeptualisierung zukünftiger Modellentwicklungen notwendig sind. Dabei sind wir noch gar nicht auf die Meteorologen und Hydrologen im Projektteam eingegangen. Zu diesen gehört eine Forschergruppe vom Potsdamer Institut für Klimafolgenforschung, die die Auswirkungen abnehmender Wasserverfügbarkeit und unregelmäßigerer Niederschläge auf die landwirtschaftliche Produktion in der

Sub-Sahara untersucht. Beides zusammen wird zwangsläufig den Druck auf die Lebensmittelproduktion erhöhen und zu Ernährungsunsicherheit, Unterernährung und höherer Kindersterblichkeit führen. Diese Forschergruppe hat nun speziell semi-empirische Modelle entwickelt, um die Auswirkungen von Klimatrends auf die Kindersterblichkeit aufzuzeigen. Um diesen Zusammenhang weiter zu untersuchen, ist es erforderlich, sowohl den Umfang der Analyse räumlich über Nouna in Burkina Faso und Kisumu in Kenia hinaus bis zur Distrikt- und Landesebene hinauf auszuweiten und gleichzeitig die unterschiedliche Ernährungssituation in den Ländern zu berücksichtigen. Es geht also neben der Quantität auch um die Qualität der Lebensmittelproduktion der wichtigsten landwirtschaftlichen Kulturpflanzen in Kenia und Burkina Faso. Die dabei verwendeten semi-empirischen Modelle können zwischen wetterbedingten und nicht wetterbedingten Ertragseinflüssen unterscheiden und liefern Informationen über Ernteausfälle. Diese Informationen können dazu dienen, die landwirtschaftliche Nutzung nachhaltig zu verbessern und optimale Adaptations-Strategien an den Klimawandel zu entwickeln. Im RU 2936 sind diese Ergebnisse wichtig für den gleichzeitigen Aufbau eines integrierten Landwirtschafts- und Ernährungsprogramms als mögliche Anpassungsstrategie, um angesichts des Klimawandels gerade den Ernährungszustand von Kindern unter fünf Jahren zu verbessern. Insbesondere für Kinder kann eine chronische Mangelernährung gravierende Folgen haben. Sie wirkt sich langfristig massiv auf ihre weitere Entwicklung aus: Es kommt zu einem Mangel an lebenswichtigen Vitaminen und Mineralstoffen, das Körpergewicht nimmt ab und damit auch die Muskelmasse, das Längenwachstum gerät ins Stocken, die Anfälligkeit für Krankheiten nimmt zu, weil das Immunsystem geschwächt ist, physische und kognitive Entwicklungsschritte sind verzögert oder sind – lebenslang – geschädigt. Dies macht die Folgen von Mangelernährung im Kindesalter besonders gravierend. Ganz abgesehen davon, dass eine chronische Mangelernährung natürlich in der Gesamtbevölkerung die Kosten für die Gesundheitsversorgung erhöht, die Produktivität der Erwachsenen senkt und dadurch das Wirtschaftswachstum insgesamt verlangsamt. Ansatzpunkt in Burkina Faso und Kenia ist es, die Biodiversifikation in der Selbstversorgung durch den heimischen Gemüseanbau mit begleitender Ernährungs- und Gesundheitsberatung zu verbessern.

Der Beitrag von Seiten der Meteorologie und der Hydrologen ist nicht nur wichtig zum Verständnis der Ernährungs- und landwirtschaftlichen Situation in der Sub-Sahara, sondern zum Beispiel auch, um den Zusammenhang zwischen Klimavariablen wie Lufttemperatur, Luftfeuchte und landschaftlich-geografischen Besonderheiten in Burkina Faso und Kenia in Bezug auf Verbreitung und Übertragungsinzidenz von Malaria in beiden Ländern zu verstehen. Und Malaria ist in Afrika ein gewaltiges und in vielen Fällen leider tödliches Gesundheitsproblem. Die Erkrankung wird durch die Anopheles-Mücke übertragen und stellt weltweit eine der bedeutendsten Infektionskrankheiten dar. Lufttemperatur und Luftfeuchte spielen eine herausragende Rolle bei der weltweiten Verbreitung. Je wärmer und feuchter es ist, desto größer ist das Risiko einer Malaria-Infektion. Die Insekten können nur dort überleben, wo die Lufttemperaturen permanent über 15 °C liegen. Unter 14 °C kommt die Vermehrung der Erreger in den Insekten zum Stillstand. Das erklärt die Verbreitung der Malaria in den tropischen und subtropischen Regionen aller Kontinente – außer Australien. Das bedeutet, dass etwa 40 Prozent der Weltbevölkerung in Malaria-Endemiegebieten leben, wobei allerdings 90 Prozent der Malaria-Infektionen allein auf Afrika entfallen. Weltweit erkranken rund 200 Millionen Menschen pro Jahr an Malaria, und etwa 600.000 Menschen sterben jährlich an dieser Erkrankung, etwa 450.000 davon sind Kinder unter fünf Jahren. Mit steigenden Temperaturen im Rahmen des Klimawandels wird sich auch der Verbreitungsraum dieser Erkrankung ausdehnen, und die globalen Infektionsraten, die jetzt schon verheerend hoch sind, werden steigen. Diese Angaben machen deutlich, wie dringlich die angestrebten Untersuchungen dieses Teilprojektes im RU 2936 sind. Um quantitative Aussagen treffen zu können, erfordert dies allerdings hochauflösende Aufnahmen von Fernerkundungssatelliten, erdgebundene meteorologische und hydrologische Messstationen sowie lokale Datensätze zur Verbreitung der Malaria-Erreger. Weltweit soll dieses Projekt das erste sein, das vollständig gekoppelte Atmosphären-Hydrologie-Simulationen mit einer räumlichen Auflösung von 1 km in der Sub-Sahara erstellt und diese Simulationen wiederum in hochauflösende Landnutzungs-Fernerkundungsdaten integriert. Man nennt so etwas in der Klimaforschung ein gekoppeltes Modellsystem. Auf der Basis solcher Modellsysteme können zukünftige Malaria-Risiken auf regionaler, kleinräumlicher Ebene abgeschätzt werden.

Das Forschungsprojekt der Charité »Klimawandel, Hitzestress und deren Auswirkungen auf Gesundheit und Arbeitsleistung« steht unter meiner Leitung und ist seit drei Jahren mit den meisten Teilprojekten verbunden, indem es Ergebnisse anderer Arbeitsgruppen, zum Beispiel der Meteorologen, nutzt oder Daten für andere liefert, die damit ihre Modelle optimieren können. Während hier bei uns in Europa Extremereignisse wie Hitzewellen als Folge des Klimawandels in den Sommermonaten berechtigten Anlass zu Besorgnis geben, sind in Afrika südlich der Sahara diese Temperaturen schon heute ein permanentes saisonales Gesundheitsrisiko. Die Körperkerntemperatur des Menschen wird, wie wir bereits eingehend im Anfangskapitel besprochen haben, in sehr engen Bereichen um 37 °C reguliert. Erhöht diese sich, erfolgen körpereigene Gegenmaßnahmen, um vermehrt Wärme abzugeben. Allerdings können diese auch zu Erschöpfungszuständen und Hitzeerkrankungen mit Todesfolge führen, insbesondere dann, wenn gleichzeitig schwere, manuelle Arbeit in feucht-heißem Klima zu verrichten ist. Dies ist bei Feldarbeit in der Sub-Sahara der Fall, sodass bei weiter steigender Temperatur die physische Belastung für Arbeiterinnen und Arbeiter in der Landwirtschaft zunehmen dürfte. Die Menschen sind gezwungen, ihre Arbeitszeiten am Tag zu verkürzen oder physische Arbeiten zu anderen Tageszeiten zu verrichten. Bei Tätigkeiten in geschlossenen Räumen sind vermehrt Klimaanlagen zu verwenden, was die Kosten und den Energieverbrauch steigert. Da in der Sub-Sahara vor allem manuelle Feldarbeit zur Eigenversorgung verrichtet wird, liegt es nahe, dass jede Reduktion der Produktivität vielfältige gesundheitliche und sozioökonomische Probleme mit sich bringt. Im Rahmen der Forschungsgruppe untersuchen wir deshalb die Auswirkungen des Klimawandels auf die physische Leistungsfähigkeit der Menschen in der Landwirtschaft in Burkina Faso und in Kenia. Zu den Faktoren, die die stündliche

Arbeitsfähigkeit entscheidend beeinflussen, zählen, neben der Schwere der körperlichen Arbeit und der Art der Bekleidung, die Lufttemperatur, relative Luftfeuchte, Windgeschwindigkeit und Strahlung. Die Wet Bulb Globe Temperature (WBGT, °C) berücksichtigt diese Parameter und fasst sie in einem Hitze-Index zusammen. Sie wird von vielen Arbeitsgruppen zur Beurteilung der Hitzebelastung herangezogen, insbesondere unter feucht-heißen Bedingungen. Auch bei unserem Forschungsvorhaben im Rahmen des RU 2936 wird deshalb auf die WBGT °C zurückgegriffen, um zum einen die Leistungsfähigkeit, die Produktivität und den Gesundheitszustand der Feldarbeiterinnen und Feldarbeiter in der Landwirtschaft in der Sub-Sahara beurteilen zu können. Dann ist vorgesehen, jahreszeitliche und geografische Einflüsse (unterschiedliche Höhenlagen) zu erkennen, die Unterschiede in der Belastung bei Feld- und Hausarbeit herauszuarbeiten und diese geschlechterspezifisch zu differenzieren. Diese Forschungen sind damit eng mit jenen Projekten verknüpft, die den Einfluss des Klimawandels in der Sub-Sahara auf Nahrungssicherheit und Unterernährung, Ernteerträge, die allgemeine Gesundheitslage und die Verbesserungen im Raumklima durch bauliche Maßnahmen wie Cool Roof untersuchen. Zusammenfassend sollen die Ergebnisse eine bessere Beurteilung der Leistungsfähigkeit des Menschen in der Sub-Sahara im Klimawandel ermöglichen, und zwar geschlechterspezifisch, denn Frauen sind überproportional durch den Klimawandel in der Sub-Sahara belastet, da sie neben der Haus- auch intensiv in die Feldarbeit und die Versorgung der Kinder eingebunden sind. Unsere ganzjährigen Messungen zu Aktivitäts- und Ruhephasen, zur Herz-Kreislauf-Belastung und Temperaturbelastung in bestimmten

Zeitabschnitten im Jahr und den WBGT-Daten im Haus und im Compound, einer Wohnanlage, sowie bei der Feldarbeit, zur Körperzusammensetzung und nicht zuletzt zum Bewegungsmuster durch Satelliten-gestützte GPS-Analysen, erlauben detaillierte Angaben zur physischen Leistungsfähigkeit und zum physiologischen Energieaufwand für die Durchführung all dieser Tätigkeiten. Die Ergebnisse gehen damit ein in Untersuchungen, die entscheidend für lokale und regionale Simulationen zur Gesundheitsentwicklung sind, die die Identifizierung von Gesundheitseinflüssen auf anderen Ebenen ermöglichen und somit einen Beitrag zur Gesamtanalyse der Einflüsse des Klimawandels auf die Gesundheit der Menschen in der Sub-Sahara leisten.

Zusammengefasst geht diese Forschungsgruppe dem wachsenden Public Health-Problem zunehmender Krankheitslast als Folge des Klimawandels in der Sub-Sahara nach. Bisher gab es wenige Anstrengungen zwischen den Gesundheits-, Klima- und Sozialwissenschaften, um diese Auswirkungen zu bestimmen. Die Gruppe hat das Ziel, die Auswirkungen des Klimawandels auf Mangelernährung, Malaria und Herz-Kreislauf-Erkrankungen in ländlichen Bevölkerungen in Burkina Faso und Kenia zu bestimmen, zukünftige Entwicklungen vorherzusagen, Anpassungsstrategien zu evaluieren und die Auswirkungen auf die Gesellschaft zu untersuchen. Der RU 2936 arbeitet dazu auch mit dem Heidelberg Institute of Global Health (HIGH), dem Potsdam-Institut für Klimafolgenforschung (PIK), der Humboldt-Universität zu Berlin, der Charité Universitätsmedizin Berlin und lokalen Partnern in Burkina Faso und Kenia zusammen. Insbesondere für die gefährdeten Bevölkerungsgruppen in der Sub-Sahara wurde diese Frage bisher kaum erforscht, obwohl die ländliche Bevölkerung dort besonders stark vom Klimawandel betroffen ist, jedoch die geringste Anpassungskapazität aufweist. Dieser Subkontinent sieht sich damit der Herkules-Aufgabe gegenüber, Unterernährung und Infektionskrankheiten mit all ihren negativen gesellschaftlichen und wirtschaftlichen Folgen zu bekämpfen. Gleichzeitig haben aber nicht übertragbare Erkrankungen, sogenannte Non-Communicable-Diseases (NCD) wie Herz-Kreislauf-Erkrankungen, chronisch-obstruktive Lungenerkrankungen (chronic obstructive pulmonary diseases, COPD) oder Diabetes in der Sub-Sahara erheblich zugenommen, sodass deren Versorgung jetzt mit den ohnehin limitierten Ressourcen in den dortigen Gesundheitssystemen konkurriert. Gerade diese weiteren besonderen Herausforderungen in der Sub-Sahara ergeben Fragestellungen, die Forschergruppen des RU 2936 ab 2023 in neuen Anschlussprojekten in den kommenden Jahren verfolgen werden. Letztlich geht es darum, das komplexe Zusammenspiel zwischen Klimawandel, intermediären biophysischen Faktoren und Gesundheit besser zu verstehen. Diese Forschungen könnten einen wesentlichen Wissensbeitrag zur Entwicklung effektiver und effizienter klimaspezifischer Anpassungsstrategien für die Sub-Sahara leisten und damit zur allgemeinen Bevölkerungsgesundheit, gesellschaftlichem Wohlstand und politischer Stabilität in dieser Region und darüber hinaus beitragen – denn wir haben nur diese eine Welt, das soll im abschließenden Kapitel noch einmal verdeutlicht werden.

KOSMOS UND HITZE

»Synthetic hibernation« – wie wäre es damit? »Sense of place« – wie sieht es mit Ihrem aus? »Earth-out-of-view-phenomenon« – möchte man das erleben?

Wir haben gesehen, dass die Körperkerntemperatur der endothermen Organismen einschließlich des Menschen in sehr engen Bereichen kontrolliert werden muss. Gibt man die Stichworte »humans/thermoregulation« in der medizinischen Online-Bibliothek PUBMED ein, werden über 25.000 Arbeiten genannt. Fügt man den Suchbegriff »core body temperature« (Körperkerntemperatur) hinzu, sind es noch knapp über 2.600. Erweitert man die Suchabfrage mit dem Begriff »exercise« sind es knapp unter 1.000. Fügt man nun noch als letzte Einschränkung den Begriff »astronauts« hinzu, erscheinen dazu ganze drei wissenschaftliche Publikationen. Man kann hieraus zum einen schließen, dass das Thema Mensch, Temperaturregulation und körperliche Leistungsfähigkeit unter irdischen Bedingungen offensichtlich in einer beachtlichen Anzahl Studien untersucht worden ist; zum anderen aber die Studienlage sehr dünn ausfällt, wenn der Mensch die Erde verlässt und sich mit außerordentlicher technischer Unterstützung im Kosmos einzurichten versucht. Im Augenblick tut dies der Mensch noch im erdnahen Raum, dem Low Earth Orbit (LEO).

Seit mehr als 20 Jahren ist die Internationale Raumstation ISS der kühne Außenposten der Menschheit, nur rund 400 Kilometer von der Erdoberfläche entfernt. In dieser Distanz sind die Erdanziehungskräfte, die sogenannten zentripetalen Kräfte, die zum Erdmittelpunkt hinwirken, noch sehr stark – der Wirkungsgrad beträgt etwa 90 Prozent. Da sich aber die Raumstation mit einer Geschwindigkeit von 28.000 Kilometer pro Stunde oder 8 Kilometern pro Sekunde als ein starres Objekt auf einer kreisförmigen Umlaufbahn um die Erde bewegt, wirken starke zentrifugale Kräfte (von der Erde weg) auf das Raumschiff ein. Wenn man ganz genau ist, heben sich eigentlich die zentripetalen und die zentrifugalen Kräfte nur an einem ganz bestimmten Punkt in der ISS auf – und nur dort herrscht wirklich Schwerelosigkeit. Deshalb sprechen insbesondere Physiker auch von Mikro-Gravitation (Mikro-G) auf der ISS, denn ihre Messungen können bereits durch derart geringfügige Änderungen beeinflusst werden. Objekte in der Raumstation, die auch nur ein paar Meter von diesem imaginären Schnittpunkt von zentripetaler und zentrifugaler Kraft entfernt sind, weisen andere Mikro-G-Bedingungen auf. Die zentrifugale Kraft für die ISS muss also exakt so gewählt sein, dass sie nicht auf die Erde zurückfällt; auf der anderen Seite darf sie aber auch nicht zu groß sein, damit sie nicht von der Erde wegfliegt. Diese ausgewogenen, genau berechneten zentrifugalen und zentripetalen Kräfte sorgen dafür, dass die ISS sowie andere Satelliten, die die Erde umkreisen, sich sozusagen in einem freien Fall um die Erde befinden. Aber selbst in 400 Kilometern Entfernung von der Erde wird die ISS ständig von einer Restatmosphäre mit ihren Gasmolekülen im Zuge der ständigen Erdumrundungen geringfügig abgebremst, das kann man nicht verhindern; dadurch verringert sich die Geschwindigkeit, und mit jedem Meter, den die ISS sinkt, wird dieser Bremseffekt aufgrund der dichter werdenden Atmosphäre größer. Pro Monat kann die ISS auf diesem Weg einige hundert Meter an Höhe verlieren, sodass dann ein Anheben der ISS mit Raketentriebwerken notwendig wird. Man erkennt, der Betrieb der Raumstation ist eine permanente Herausforderung, und diese wird, trotz aller weltlichen Konflikte zurzeit, über die Staatsgrenzen hinweg international gemeistert; für die ISS verantwortlich sind zurzeit 16 Staaten und fünf Raumfahrtagenturen. Die ISS ist der größte Satellit im Erdorbit und das größte menschengemachte Objekt im All mit einer räumlichen Ausdehnung von etwa 109 m × 51 m × 73 m und einer Masse von rund 450 Tonnen. Seit dem Jahr 2020 wird die Stammbesatzung, die aus sechs Personen besteht, nach einem mehrmonatigen Aufenthalt auf der ISS von einem anderen internationalen Team abgelöst.

Die Kosten für den Bau und Betrieb der ISS beliefen sich bis 2022 auf weit mehr als 100 Milliarden Euro. Trotz dieser hohen Kosten ist die ISS als eine der bedeutendsten Errungenschaften der internationalen Raumfahrt anzusehen und dient bis heute den Wissenschaftlern als einzigartige Plattform, um u. a. die Auswirkungen der Gravitation, kosmischer Strahlung und thermischer Effekte auf unterschiedliche biologische und physikalisch-chemische Systeme zu untersuchen. Was die thermischen Effekte anbetrifft, sind besonders die Auswirkungen der Schwerelosigkeit auf die Thermoregulation des Menschen noch kaum erforscht. Insbesondere fehlen Studien, die die Auswirkungen eines Langzeit-Raumflugs auf die Körperkerntemperatur in Ruhe und während körperlicher

Belastung untersuchen. Meine eigene Arbeitsgruppe konnte zeigen, dass zum einen die Körperkerntemperatur während eines physischen Trainings im Weltraum höher und schneller ansteigt als auf der Erde. Darüber hinaus beobachteten wir überraschenderweise, dass die Körperkerntemperaturen auch unter Ruhebedingungen gegenüber den Kontrollwerten auf der Erde um etwa 1 °C erhöht sind. Biochemische Analysen des Blutes der Astronauten ergaben, dass diese Körperkerntemperaturen mit erhöhten Konzentrationen von Interleukin-1-Rezeptor-Antagonisten einhergingen, einem biochemischen Marker, dessen erhöhte Konzentrationen auf eine vorhandene systemische Entzündung im Körper der Astronauten und Astronautinnen hinweisen. Wodurch diese systemische Entzündung im Körper ausgelöst wird, ist derzeit noch unbekannt. Diese Studienergebnisse werfen auch prinzipielle physiologische Fragen zur Regulation des Sollwerts der Körpertemperatur beim Menschen auf, deren Funktionsweise wir am Anfang des Buches eingehend besprochen haben.

Auf der ISS schaffen wir für die Menschen an Bord mit einem ausgeklügelten Lebenserhaltungssystem (Life Support System) eine eigene, artifizielle Umwelt. Schauen wir uns diese künstliche Umwelt einmal näher an, bevor wir am Schluss klären, auf welchen Planeten oder Monden sich der Mensch mit Stationen, auch Habitate genannt, am besten einrichten könnte und mit welchen Problemen wir da zu rechnen haben.

Zunächst haben Lebenserhaltungssysteme im All die Aufgabe, dem Menschen für die Dauer einer Mission alle notwendigen Ressourcen bereitzustellen, die ihm ein gesundes und sicheres Überleben auch bei längerem Aufenthalt garantieren. Dabei handelt es sich nicht nur um atmosphärische Bedingungen in einem Raumschiff oder einer Station, sondern es schließt Umweltparameter wie Vibrations- und Geräuschpegel, den Schutz vor ionisierender und nichtionisierender Strahlung, Magnetismus und thermischen Komfort oder die Überwachung der Luftqualität ein. Auf der ISS übernimmt das Atmosphere Control and Supply System (ACS) die Überwachung der Atmosphäre in der Raumstation. Dazu gehören die Kontrolle des Gesamtdrucks, des Sauerstoffpartialdrucks, die Speicherung oder Zufuhr von Sauerstoff und Stickstoff, ein Druckausgleich zwischen den Modulen sowie schnelle Detektion und Alarmierung bei einem Druckabfall in den verschiedenen Modulen. Für die ISS ist die Zusammensetzung der Atmosphäre und deren Druck irdischen Bedingungen auf Meereshöhe nachempfunden, liegt zwischen 97,9 bis 102,7 Kilopascal (kPa) (ca. eine Atmosphäre) und sollte 95,8 kPa nicht unterschreiten. Überschreitet der Druck in den Modulen dennoch die Grenze von 103,4 kPa, dann öffnen sich automatisch Überdruckventile, um den Druck im Innern der Raumstation zu senken. Der Sauerstoffpartialdruck liegt bei 19,5 bis 23,1 kPa, und der Stickstoffpartialdruck ist größer als 80 kPa, was rund 20 Prozent Sauerstoff und 80 Prozent Stickstoff entspricht. Da der Sauerstoff von den Astronauten und eventuellen Versuchstieren an Bord eingeatmet und verbraucht wird, muss Sauerstoff ständig zugeführt werden. Das ausgeatmete Kohlendioxid (CO_2) hingegen ist aus der Kabinenluft kontinuierlich zu entfernen. Kohlendioxid ist chemisch ein farb- und geruchloses Gas. Mit einer Konzentration um 400 ppm ist es ein natürlicher Bestandteil der Umgebungsluft. Die Einheit ppm kommt aus dem Englischen und bedeutet parts per million, also Volumenteile pro einer Million Volumenteile. 1000 ppm CO_2 entsprechen 1 Volumenpromille (Vol.-‰) oder 0,1 Volumenprozent (Vol.-%) oder 1,83 Gramm CO_2 pro Kubikmeter bei einem Atmosphärendruck von 101 kPa und einer Lufttemperatur von und 20 °C. Das CO_2 entsteht bei der vollständigen Verbrennung von kohlenstoffhaltigen Substanzen im Organismus, wenn ausreichend Sauerstoff vorhanden ist. Im Organismus von Lebewesen bildet es sich als Abbauprodukt der Zellatmung. In der Erdatmosphäre ist der CO_2-Gehalt sehr gering und beträgt 0,04 % oder 400 ppm; Untersuchungen in technischen Umwelten, zum Beispiel in U-Booten oder Gebäuden, haben ergeben, dass Konzentrationen unter 1000 ppm Kohlendioxid in der Raumluft als unbedenklich, Konzentrationen zwischen 1000 und 2000 ppm als auffällig und Konzentrationen über 2000 ppm als inakzeptabel gelten. Konzentrationen von 100.000 ppm lösen beim Menschen Zittern und Bewusstlosigkeit aus; Konzentrationen von mehr als 250.000 ppm führen zur Lähmung der Atmung und sind tödlich. Da die Aufbereitung der Raumluft energieaufwendig ist, rechtfertigt man in Raumfahrzeugen höhere Grenzen der CO_2-Konzentrationen in der Raumluft; diese sollen zwischen 0,3 % und 15 % CO_2-Konzentration liegen. Pro Tag und Astronaut fällt immerhin rund ein Kilogramm dieses Atemgases an, bei sechs Astronauten sind dies auf ein Jahr im All hochgerechnet nahezu 2,3 Tonnen CO_2. Technisch wird dies gelöst durch Zeolithe (chemisch Alumosilikate), die das Gas binden können. Das Atemgas aus der Atmosphäre in der Raumstation/im Raumschiff zu entfernen ist aber nur ein Teil des Problems. Es muss auch sichergestellt sein, dass das ausgeatmete CO_2 sich schnellstmöglich in dem Raumschiff verteilt. Aufgrund der fehlenden natürlichen Konvektion durch die Schwerelosigkeit besteht sonst die Gefahr für den Astronauten, dass das abgeatmete CO_2 sich in der direkten Umgebung des Astronauten anreichert. Deshalb gibt es auf der ISS eine kontinuierliche Lüftung und Luftreinigung. Für das Forschungsmodul COLUMBUS auf der ISS sieht das Lüftungskonzept für drei dort arbeitende Astronauten wie folgt aus: Die Luftgeschwindigkeit soll 0,076 bis 0,203 Meter pro Sekunde in 67 Prozent des COLUMBUS Modulvolumens betragen und 0,036 bis 1,016 m/s an allen Stellen. Was die Luftfeuchte und die Lufttemperatur anbelangt, so soll die Erstere zwischen 25 und 75 Prozent liegen, nicht höher, da es sonst an kälteren Wänden zu Kondenswasserbildung kommt. Dieses Kondenswasser wiederum ist ein hervorragender Nährboden für Pilze. Aus der Erfahrung der russischen Raumstation MIR im letzten Jahrzehnt des letzten Jahrhunderts weiß man, dass dieses Pilzwachstum beachtliche Ausmaße hinter den Paneelen annahm und zur Zerstörung von Kabelmaterial führte. Die Lufttemperatur kann von den Astronauten selbst zwischen 18,3 und 26,7 °C reguliert werden. Die Raumtemperatur muss in den meisten Fällen heruntergeregelt werden, weil die Anlagen, Computer, Messgeräte und die ständig laufenden Lebenserhaltungssysteme eine große Menge Abwärme erzeugen. Hierin liegt im Übrigen auch der Grund, warum es richtig laut auf der ISS ist. Eigentlich soll der Lärmpegel nach Vorgaben der NASA im Tagesdurchschnitt nicht über 55 Dezibel liegen, auf russischer Seite werden 60 Dezibel als Grenzwert angegeben, was vom Lärmpegel immerhin schon dem normalen Straßenverkehr entspricht. Im Servicemodul, so schätzt die NASA, liegt der Lärmpegel sogar zwischen 70 und 75 Dezibel. Das ist insofern kritisch, da sich in diesem Bereich auch der Wohn- und Schlafbereich der Astronauten befindet. Es wundert also nicht, dass manche Astronauten über Schlafstörungen klagen, die unter anderem auf die Lärmbelastung an Bord zurückgeführt werden.

Es ist also offensichtlich, dass die technischen Herausforderungen für Missionen ins All, seien es Raumflüge oder -Stationen, beträchtlich sind. Gleiches gilt sicherlich auch für die medizinisch-physiologischen und psychologischen Schwierigkeiten, um die Gesundheit und Leistungsfähigkeit des Menschen beim Raumflug zu gewährleisten. Eine der größten Herausforderungen besteht darin, die körperliche Fitness der Astronauten aufrechtzuerhalten und gleichzeitig den Effekten der Schwerelosigkeit und anderen Umweltbedingungen entgegenzuwirken, um Gesundheitsprobleme zu vermeiden. Darüber hinaus können Langzeitmissionen auch psychologisch sehr belastend sein, da die Astronauten lange Zeit in einer begrenzten, beengten Umgebung leben und arbeiten müssen, was zu Stress, Isolation und Konflikten führen kann. Daher sind eine umfassende medizinische und psychologische Betreuung sowie ein ausgereiftes Trainingsprogramm für Astronauten unerlässlich. Die Herausforderungen aus operationaler und medizinisch-physiologischer und psychologischer Sicht sind beispielsweise die Dauer der Mission, die unvermeidlich große Autonomie der Mission, unterschiedliche Gravitationsbelastungen (Hyper-g-Belastungen, das übergroße Einwirken von Beschleunigungskräften auf den Körper während Start und Landung, Schwerelosigkeit während des interplanetaren Transits, Hypo-g-Bedingungen, die abgeschwächte Form der Schwerkraft bei einem Aufenthalt auf dem Mond oder Mars), die kosmische Strahlungsbelastung, die permanente Abhängigkeit von einer technischen

Umwelt und nicht zuletzt psycho-physiologische und soziale Belastungen, die aus dem Zusammenleben in einer kleinen Gruppe von Menschen in extremer Isolation und Beengtheit resultieren können (»Human Factor«).

Was die Autonomie einer Mission betrifft, so wird sie umso größer, je weiter die Reise ins All geht. Von der ISS kann im Notfall ein Astronaut innerhalb einiger Stunden zurück zur Erde gebracht werden; bei einem Zwischenfall auf dem Mars benötigte allein die Meldung zur Erde 20 Minuten und die Antwort von der Erde Richtung Mars nochmals die gleiche Zeitdauer. Deshalb besteht zunächst eine wesentliche Maßnahme darin, die körperliche und geistige Gesundheit der Astronauten kontinuierlich zu überwachen, vielleicht in Zukunft verstärkt mit Künstlicher Intelligenz (KI), um Probleme frühzeitig zu erkennen und entsprechend behandeln zu können. Trainingsprogramme sind ebenfalls von entscheidender Bedeutung, um sicherzustellen, dass Astronauten in der Lage sind, ihre Aufgaben sicher und effektiv auszuführen. Die detaillierten, persönlich angepassten Trainingsprogramme müssen die spezifischen Anforderungen der Mission berücksichtigen und den Astronauten die Fähigkeiten vermitteln, die sie benötigen, um die Mission erfolgreich durchzuführen. Was den Faktor Mensch anbetrifft, so gilt es zu berücksichtigen, dass bei Langzeitmissionen ins All scheinbar marginale medizinisch-physiologische oder psychologisch-soziale Veränderungen sich im Laufe der Zeit zu ernsthaften Problemen entwickeln und eine ganze Mission gefährden können. Eine sorgfältige Überwachung und Behandlung von medizinischen und psychologischen Problemen sind daher unerlässlich, um die Leistungs- und Einsatzfähigkeit der Crew zu erhalten und den Erfolg der Mission zu gewährleisten. Zu den wesentlichen medizinisch-psychologischen Problemen bei Langzeitaufenthalt im All zählen nach heutigem Stand der Wissenschaft Verlust von Appetit, Übelkeit, Erschöpfung, Schlaflosigkeit, Dehydration, Schmerzen im Muskel- und Knochensystem, Infektionen, Herz-Kreislauf-Probleme, Kopfschmerzen und sensorische Missempfindungen. Psychologische Probleme wie Erschöpfung/Kraftlosigkeit, Stress, Angst, Gereiztheit und Depression können ebenfalls auftreten und die mentale Leistungsfähigkeit beeinträchtigen; hinzu kommen Forschungsbereiche, die neben den eingangs angesprochenen offenen Fragen zur Thermoregulation unter Schwerelosigkeit, sich mit Fragen zum Einfluss der Schwerelosigkeit auf das Herz-Kreislauf-System, das Gehirn (zum Beispiel das Spaceflight-Associated Neuro-Ocular Syndrome, SANS, Sehstörungen und neurologische Veränderungen nach einem Weltraumaufenthalt), die Nierenfunktion sowie das Immun-, Muskel- und Knochensystem untersuchen. Auch weitere Studien zur Ernährung unter Schwerelosigkeit, das Mikrobiom, sowie toxikologische, pharmakokinetische und radiologische Studien sind notwendig. Auch an eine gewinnbringende Kombination von sonst getrennt arbeitenden Forschungsfeldern, also translationale Forschung, ist zu denken. Ein sehr interessantes, aktuelles Beispiel hierfür haben wir bereits im Eingangskapitel gestreift: die Hibernation und den Torpor. Genau an diesem Punkt werden diese Ausführungen aus dem Eingangskapitel zu Hibernation und Torpor wichtig, die gezeigt haben, dass ungünstige Umweltverhältnisse und reduzierte Nahrungsverfügbarkeit, eine Herabsetzung der Körpertemperatur und ein damit verbundener Ruhestatus des Organismus zu einer erheblichen Reduktion der Stoffwechselprozesse führen und sich damit die Überlebenschancen erhöhen. Ein künstlich, artifiziell hervorgerufener Winterschlaf, eine sogenannte synthetic hibernation, erhöht nämlich nach neuesten Studien des GSI Helmholtzzentrums für Schwerionenforschung in Darmstadt die Widerstandsfähigkeit von Winterschläfern gegenüber akuter, hochdosierter Strahlung. Der zugrundeliegende Mechanismus könnte möglicherweise sein, so wird spekuliert, dass die durch die Strahlung ausgelösten Schäden an der DNA bei tieferen Körpertemperaturen besser, weil langsamer, repariert werden können. Sollten sich diese Studien bestätigen, könnte die synthetic hibernation nachhaltig Ressourcen einsparen und gleichzeitig dazu beitragen, die Schäden durch kosmische Strahlung an den Crew-Mitgliedern zu senken. Ein vielversprechender Ansatz, wenn es gelingt, diese in Tierversuchen gewonnenen Ergebnisse auf den Menschen zu übertragen oder durch begleitende Maßnahmen wie die Einnahme von pharmakologischen Präparaten (Radikalfänger, Antioxidantien zum Schutz vor reaktiven Sauerstoffspezies) oder ein intensives genetisches Screening der Astronauten vor dem Flug ins All zu stärken.

Aber bevor wir uns überlegen, was wir alles benötigen, um zu überleben, sei es in einer Raumstation, beim Flug zu Mond, Mars und anderen Himmelskörpern – wie sehen die Umwelten dort eigentlich aus? Erlauben es die dortigen Bedingungen, dass der Mensch sich dort einrichten kann? Wie ist es mit der Verfügbarkeit von Wasser, den Umgebungstemperaturen oder der Strahlenbelastung? Welche Auswirkungen könnte es für uns Menschen haben, wenn wir uns dort einrichten im Sinne eines »Sense of Place«? Damit wollen wir uns nun im letzten Abschnitt beschäftigen.

Die äußeren Planeten Jupiter, Saturn, Uranus und Neptun, genauer gesagt deren Monde, sind sehr interessante Objekte; Jupiters Mond Ganymed besitzt unter seiner Eiskruste einen mehrschichtigen, leicht salzhaltigen Ozean, der vermutlich mehr Wasser als alle Ozeane der Erde zusammengenommen enthalten könnte. Derartige Ozeane im Untergrund werden auch für den Jupitermond Europa und den Saturnmond Titan vermutet. Letzterer gilt aufgrund seiner dichten, stickstoffreichen Atmosphäre und des Auftretens von organischen Verbindungen als der erdähnlichste Himmelskörper des Sonnensystems überhaupt. Seine Atmosphäre ist etwa fünfmal so dicht wie die der Erde; der atmosphärische Druck liegt laut Messungen der Huygens-Raumsonde, die auf dem Titan im Rahmen der Cassini-Mission niedergegangen ist, bei 1,47 bar. Dieser Wert ist nur um etwa 50 Prozent höher als auf der Erde. Zusammen mit der deutlich geringeren Strahlenbelastung aufgrund der Entfernung zur Sonne wäre Titan eigentlich der beste Kandidat für eine extraterrestrische Siedlung – nun ja, wenn bloß mal wieder die Temperaturen mitspielen würden und es nicht so kalt dort wäre: Mit nur geringen Schwankungen herrschen ganzjährig auf dem Titan Temperaturen von etwa -190 °C. Mehrere robotische Missionen sind auf dem Weg beziehungsweise werden in den kommenden Jahren in die äußeren Bereiche des Sonnensystems zu Jupiter, Saturn und ihren Monden vordringen, um neue Erkenntnisse über die Geschichte und den Aufbau dieser Himmelskörper zu erfahren; ein weiteres Mal auch zum Titan. Mit an Bord des Raumschiffs der NASA wird dann »Dragonfly« sein, eine Drohne, die die verschiedenen

Landschaften auf dem Titan erkunden soll. Aber – für bemannte Missionen in naher Zukunft erscheinen mir die äußeren Bereiche des Sonnensystems aufgrund operationaler Gesichtspunkte schwer erreichbar. Hier ist insbesondere an die Missionsdauer zu denken und die logistischen Voraussetzungen, um eine Station zu errichten, die jedenfalls zeitweise bewohnt sein könnte. Fangen wir deshalb bei unserem nächstgelegenen Begleiter, dem Mond, an und beschränken uns danach auf die entfernungsmäßig näher liegenden erdähnlichen Planeten des inneren Sonnensystems Merkur, Venus und Mars.

Der Mond befindet sich in rund 384.000 Kilometern Entfernung von der Erde und entsprang vermutlich kurz nach der Entstehung des Planetensystems einer Kollision der Erde mit einem anderen Himmelskörper. Sein Alter wird heute auf 4,4 bis 4,5 Milliarden Jahre geschätzt. Bei dem Zusammenprall wurde Material aus der frühen Erdkruste ins All geworfen, und aus diesem Gesteinsmaterial formte sich unser Mond. Damals kurz nach seiner Entstehung war er vermutlich gänzlich geschmolzen, umkreiste die Erde schneller und dies in einer Entfernung von nur 20.000 bis 30.000 Kilometern. Seitdem entfernt er sich zunehmend von der Erde und dies im Augenblick mit vier Zentimeter pro Jahr, wie Lasermessungen ergaben. Mit seinem Durchmesser von 3.476 Kilometern, einem Viertel des Erddurchmessers, ist er für einen Mond erstaunlich groß und bis heute der fünftgrößte bekannte Mond im Sonnensystem. Seine geringere Masse im Vergleich zur Erde führt dazu, dass er eine weniger starke Anziehungskraft ausübt, die im Vergleich zur Erde nur ein Sechstel beträgt. Ein Mensch, der auf der Erde 60 Kilo wiegt, wäre auf dem Mond demnach gerade einmal 10 Kilo schwer; das ist auch der Grund, warum sich die Apollo-Astronauten trotz ihrer schweren Raumanzüge auf der Mondoberfläche scheinbar so leichtfüßig bewegen und weit hüpfen konnten.

Der Mond ist übersät von unterschiedlich großen Einschlagkratern von Asteroiden und Meteoriten, die überwiegend in der frühen Bildungsphase vor 4,1 bis 3,8 Milliarden Jahren, dem sogenannten letzten Bombardement (last heavy bombardment), den Erdtrabanten getroffen haben. Einige große Asteroideneinschläge haben die sogenannten Mare (Lateinisch für Meere) auf dem Mond geformt, die heute als dunkle weite Flächen hervortreten und dem Mond sein »Gesicht« verleihen. Die Mare entstanden durch das Füllen der großen Einschlagbecken mit Lava. Der Mond besitzt – jedenfalls heute – kein Magnetfeld wie die Erde, das ihn vor kosmischer Strahlung schützen könnte, und keine, jedenfalls nennenswerte, Atmosphäre. Planetologen sprechen in diesem Fall von einer Exosphäre; in dieser wird die Anzahl der Teilchen pro Kubikzentimeter gemessen. In der Mond-Exosphäre wurden Elemente oder Ionen von Helium, Neon, Wasserstoff und Argon nachgewiesen. Allerdings ist deren Anzahl tagsüber so gering, dass man gerade einmal zehn Millionen Teilchen pro Kubikzentimeter findet. Die Exosphäre des Mondes ist damit so dünn, dass ihr Gesamtgewicht auf zehn Tonnen geschätzt wird. Der Druck, den diese Gasmoleküle in der Mond-Exosphäre ausüben, ist damit billionenfach geringer als der der Erdatmosphäre. Es herrscht nahezu ein Vakuum. Letzteres führt dazu, dass auf der Mondoberfläche sehr große Temperaturunterschiede zwischen Tag und Nacht herrschen und manche Krater in den Pol-Regionen in ewiger Dunkelheit liegen. So steigen die Temperaturen am Tag auf etwa +130 °C und fallen in der Nacht auf etwa -160 °C ab; die chinesische Mondsonde Chang'e-4 hat auf der Rückseite des Mondes sogar Nachttemperaturen von -190 °C gemessen. Die durchschnittliche Temperatur auf der gesamten Mondoberfläche wird mit rund -55 °C angegeben. Lokale Abweichungen von der durchschnittlichen Oberflächentemperatur werden auf unterschiedliche Körnung des Mondstaubs und einen unterschiedlichen lokalen Gehalt an radioaktivem Material zurückgeführt. Die unterschiedliche Körnung führt dazu, dass die Wärmestrahlung verschieden stark absorbiert wird. In den Regionen, die niemals von der Sonne beschienen werden, konnte das Vorhandensein von größeren, gefrorenen Wassermengen nachgewiesen werden. Angesichts der Summe der Erkenntnisse zum Mond, seiner Entfernung von der Erde, seiner Zusammensetzung, seinen Umweltparametern (Strahlung, Temperatur, Luftdruck, Schwerkraft) sowie die offensichtliche Verfügbarkeit von Wasser, spricht manches dafür, dass es theoretisch und aus praktischer, technologischer Sicht gut möglich sein sollte, auf dem Mond ein Habitat für Astronauten zu errichten, ein »Moon Village«.

Dabei ist das »Moon Village«, das der ehemalige Generaldirektor der ESA Jan Wörner 2016 auf der ESA-Ministerkonferenz ins Spiel gebracht hat, weder ein einzelnes Projekt noch ein fester Plan mit einem festgelegten Zeitplan. Es war als eine neue Vision für eine offene Architektur und eine internationale Gemeinschaftsinitiative zu verstehen, für den Zeitpunkt nach dem Auslaufen des Betriebs der Internationalen Raumstation ISS. Als die Planungen und der Bau der ISS in den 1980er-, 1990er-Jahren begannen, war dies der vorläufige Endpunkt der vorhersehbaren technologischen Entwicklung der Raumfahrt. Heute müssen Planungen dieser Größenordnung eben um die Probleme ergänzt werden, die bei einer permanenten Besiedlung des Mondes und bei einer bemannten Mission zum Mars auftreten könnten. Dabei sind Aufenthaltsdauern im Weltraum in der Größenordnung von Jahren ins Auge zu fassen, was erhebliche, ganz neue Anforderungen stellt. Abgesehen vom finanziellen Aufwand – augenblickliche Kostenschätzungen gehen von mindestens 100 Milliarden US-Dollar aus, die bereits die Planungen erfordern, und ganz zu schweigen von den technischen Schwierigkeiten – wären sorgfältige Kosten-Nutzen-Abschätzungen notwendig, um die Öffentlichkeit vom Sinn solcher Unternehmungen zu überzeugen. Bislang waren diese Analysen angesichts des Nutzens vertretbar. In diesem Zusammenhang sei als Beispiel nur auf die wissenschaftlichen Ergebnisse in der Astronomie mit Hilfe des Hubble-Teleskops hingewiesen, die das bekannte Weltbild der Astronomie teils revolutioniert haben. Das Hubble-Teleskop wurde 1990 im Weltraum positioniert, wies aber einen groben technischen Fehler auf, der nur aufgrund des Einsatzes von Astronauten behoben werden konnte. Dieses Beispiel mag verdeutlichen, wie wichtig die Präsenz des Menschen im Weltraum sein kann, insbesondere wenn man sich vorstellt, dass entsprechende Forschungsanlagen auf der Mondoberfläche fest installiert werden könnten und die Wartung, Instandhaltung, Pflege der Anlagen durch Astronauten dort leichter dort leichter durchzuführen wären. Für einige astronomische Observatorien wäre hierbei die Rückseite des Mondes als Standort nahezu ideal, insbesondere für die Radioastronomie. Was nun die Größe und Oberfläche des Mondes betrifft, so weist der Erdtrabant große Ähnlichkeiten zum Planeten Merkur auf: Wie sehen die Umweltbedingungen dort aus?

Merkur ist der kleinste Planet im Sonnensystem und der Sonne mit rund 60 Millionen Kilometern Entfernung am nächsten. Aufgrund seiner Nähe zur Sonne ist er auch der schnellste Planet und umkreist die Sonne in nur knapp 88 Tagen. Er besitzt wie der Erdmond nahezu keine Atmosphäre. Die Nähe zur Sonne und das Fehlen einer Atmosphäre sind auch der Grund, warum die Oberfläche des Merkur die größten Temperaturschwankungen im Sonnensystem aufweist. So liegen die Tagestemperaturen bei rund +430 °C und sinken in der Nacht auf -170 °C. Der Merkur ist demnach schon aufgrund der großen Temperaturunterschiede keine günstige Wahl für einen Aufenthaltsort des Menschen.

Die Venus wird wie der Merkur zu den erdähnlichen Planeten gezählt. Die Größe der Venus entspricht mit rund 12.000 km Durchmesser der Erde, sie besitzt aber eine nahezu hundertmal dichtere Atmosphäre, die im Gegensatz zur Erde zu 96,5 Prozent aus Kohlenstoffdioxid, zu 3,5 Prozent aus Stickstoff und zu 0,015 Prozent aus Schwefeldioxid besteht. Die Temperaturen auf der Venus sind bedingt durch die hohe Kohlendioxidkonzentration (Treibhauseffekt) bei mörderischen +430 °C und können auf nahezu +500 °C an der Venusoberfläche ansteigen; die Schwefeldioxid-Konzentrationen in der Atmosphäre der Venus sind ätzend obendrein. Also mit Sicherheit auch kein wünschenswerter Ort für den Menschen, sich außerhalb der Erde im Planetensystem niederzulassen.

Damit kommen wir schließlich zum Mars. Er umkreist die Sonne in einer Distanz von rund 230 Millionen

Kilometern und zählt auch zu den erdähnlichen Planeten; die Dichte seiner Gesteine ist allerdings deutlich geringer als die der Erde und der anderen erdähnlichen Planeten. Verglichen mit der Erde ist sein Durchmesser mit knapp 6.800 Kilometern etwa halb so groß wie der der Erde. Er besitzt offensichtlich eine vielfältige Geologie und so auch die höchsten bekannten Vulkane des Sonnensystems. Mit einer durchschnittlichen Entfernung von 228 Millionen Kilometern ist er rund 1,5-mal so weit von der Sonne entfernt wie die Erde. Fein verteilter Eisenoxid-Staub auf seiner Oberfläche verleiht ihm seine rote Farbe. Er besitzt eine sehr dünne Atmosphäre, die zu ca. 95 Prozent aus Kohlendioxid, Stickstoff (2,7 %), Argon (1,6 %), Sauerstoff (0,13 %), Kohlenmonoxid (0,08 %) und Wasser (ca. 0,02 %) besteht. Der Luftdruck liegt nahezu bei einem Hundertstel desjenigen, der auf der Erde herrscht. Die Temperaturen schwanken zwischen ca. -160 °C und +20 °C. Mehrere Aufnahmen von Raumsonden und großen Teleskopen auf der Erde konnten im Jahresverlauf Verfärbungen von den Polen hin zum Äquator beobachten. Spektroskopische Messungen weisen schließlich darauf hin, dass Wasser auf dem Mars zu finden ist.

Damit erweisen sich der Mond und der Mars als erste Kandidaten für die Errichtung von Habitaten, die jedenfalls zeitweise von Menschen bewohnt sein könnten. In einem ersten Schritt wäre dem Mond dabei aus logistischen und operationellen Gründen der Vorzug zu geben, hauptsächlich begründet durch die räumliche Nähe. Hier können Erfahrungen beim Bau und Betrieb einer Station gesammelt werden, die dann später in den Bau einer Station auf dem Mars einfließen, deren Realisierung eine weitaus größere Autonomie erfordert.

Hieran knüpfen sich eine ganze Reihe von weiteren Fragen. Welche Landschaften bieten sich dafür auf dem Mond oder Mars an? Wie sollte so ein Wohnort gestaltet sein? Welche Rolle spielt dabei der dem Menschen innewohnende »Sense of Place«, die Wahrnehmung, das Gefühl für einen Ort?

Nehmen wir also an, dass der Transfer von Menschen und Material zum Mond oder Mars möglich ist, was für interessante, neuartige Erfahrungen diese Menschen dort machten – vielleicht auch solche, die unerwartet und nicht wünschenswert sind.

Die über sieben Millionen Jahre zurückreichende evolutionäre Prägung des Menschen hat seine Vorlieben für bestimmte Landschaften und Landschafts-Kompositionen in ihrer Wahrnehmung und Bewertung geprägt. Allerdings mit diesen Savannen-ähnlichen Landschaften, die unsere Vorfahren in Ostafrika bevorzugt haben, können wir auf dem Mars und Mond nicht dienen. Was bleibt, sind aber die im Unterbewusstsein angelegten Kategorien, nach denen wir eine Landschaft, einen Ort, wo wir uns aufhalten, bewerten. Nach der »Prospect Refuge Theory« hat der Mensch zunächst ein Bedürfnis, seine Umgebung zu erkunden. Diesem Bedürfnis kann auf Mond und Mars sicher genug Raum gegeben werden. Dann sucht der Mensch bevorzugt Orte mit Panoramablick und zugleich Rückzugsqualität auf. Auf dem Mond und Mars könnten dies die zahlreich gefundenen Lava-Tunnel im Untergrund darstellen. Sie bieten Schutz vor kosmischer Strahlung und können zugleich die starken Temperaturschwankungen zwischen Tag und Nacht zumindest abschwächen. Auf dem Mars kommt hinzu, dass diese Orte zusätzlichen Schutz vor Staubstürmen bieten. Andere Studien zum »Sense of Place« haben gezeigt, dass der Mensch dezidiert Orte und Landschaften mit einem mittleren Grad an Kohärenz, Komplexität und Geheimnisvollem (»Mystery«) bevorzugt, um eine emotionale Bindung aufbauen zu können. Kohärenz in diesem Zusammenhang bedeutet, dass der Mensch ein unmittelbares Verständnis der Landschaft aufgrund klarer, einfacher Strukturen und Zusammenhänge hat; besitzt eine Landschaft allerdings ein Übermaß an Kohärenz, wird sie von Menschen als langweilig empfunden. Sie sollte eben auch Anteile von Komplexität und Geheimnisvollem enthalten. Wie die Landschaften, Orte von Astronauten bei längerem Aufenthalt auf Mond oder Mars empfunden werden, bleibt vorerst eine offene Frage. Sicher ist, das Überleben des Menschen vor Ort wird unmittelbar von dem störungsfreien Funktionieren der Technik im Hinblick auf Druck, Temperatur und Atemgas-Versorgung abhängig sein. Die Station im Lavatunnel kann ein Rückzugsort sein, wie die Höhlen in der Frühgeschichte der Menschheit Schutz vor Feinden und klimatischen Herausforderungen boten. Es wird viel Mühe und Überlegungen kosten, wie diese Stationen auf Mond und Mars mit ihren technisierten Räumen so zu gestalten sind, damit eine physische und psychische Erschöpfung der Astronauten und Astronautinnen zum Beispiel durch die Gleichförmigkeit der Umwelt bei Langzeitmissionen vermieden werden. Neben diesen Herausforderungen vertreten einige Psychologen die Ansicht, dass es bei einem Flug zum Mars womöglich zu einem »Earth-out-of-view-phenomenon« kommt. Damit bezeichnen sie das Gefühl extremer Isolation, extremen Alleinseins, das sich einstellen kann, wenn die Erde buchstäblich außer Sichtweite geraten ist. Unter dieser psychischen Anspannung könnte es schwierig sein, einen »Sense of Place« in einer solchen Umgebung zu entwickeln.

Wir kommen damit meinem Kernanliegen näher. Warum habe ich dieses Buch geschrieben und die Einflüsse der Umwelt – und insbesondere der Temperatur – von der Zelle, über den Körper, bis hin zu gesellschaftlichen Fragen und planetaren Himmels*körpern* behandelt? Zum einen, weil uns vielleicht nicht immer bewusst ist, wie fundamental und schnell wir die Ökologie dieses Planeten zurzeit verändern. Hier hilft uns zur Anschaulichkeit ein Blick zurück in die Erdgeschichte und das sogenannte Miocene Climate Optimum (MCO). Das Miozän ist eine geologische Epoche, die einen Zeitraum vor etwa 23 bis 5,3 Millionen Jahren beschreibt. Innerhalb des Miozäns trat das miozäne Klimaoptimum auf, das vor etwa 16,9 Millionen Jahren begann und etwa zwei Millionen Jahre andauerte. Diese Periode in der Erdgeschichte ist durch hohe globale Temperaturen und CO_2-Konzentrationen in der Atmosphäre gekennzeichnet. Die Zunahme der globalen Temperaturen wird auf starken Vulkanismus zurückgeführt, der im Nordwesten der Vereinigten Staaten zur Bildung der Columbia River Basalt Group führte. Im Zuge dieser vulkanischen Aktivitäten kam es zu gewaltigen CO_2-Emissionen. Hierdurch verdoppelte sich der CO_2 Anteil in der Atmosphäre innerhalb von zwei Millionen Jahren auf 400 bis 500 ppm, was in etwa den heutigen Werten entspricht. Parallel zu diesem Anstieg der CO_2-Konzentrationen in der Atmosphäre weisen paläoklimatologische Untersuchungen darauf hin, dass die globalen Temperaturen mit etwas Zeitverzögerung gleichfalls anstiegen und im MCO etwa 3 bis 4 °C über den globalen Temperaturen lagen, die wir in unserer vorindustriellen Zeit gemessen haben; wobei die Untersuchungen gezeigt haben, dass Klimamodelle die beobachtete Erwärmung im Miozän nur dann reproduzieren können, wenn sie hohe Kohlendioxidwerte in der Atmosphäre berücksichtigen. Insofern ist das MCO in der Tat eine interessante Vergleichsgröße, um die längerfristigen und vielfältigen Auswirkungen eines hohen CO_2-Gehalts in der Atmosphäre auf die Ökologie der Erde zu studieren. Im MCO führten die Klimaveränderungen beispielsweise zur Ausbreitung von Graslandschaften, veränderten Meeresströmungen und der Bildung neuer Pflanzen- und Tierarten und interessanterweise zu keinem Aussterbeereignis, wie dies in anderen erdgeschichtlichen Epochen durchaus der Fall gewesen ist. Was aber für uns in diesem Zusammenhang bedeutsam ist: Der Anstieg der globalen CO_2-Konzentrationen von 280 auf 400 bis 500 ppm in der Atmosphäre erfolgte im Miozän in einem Zeitraum von zwei Millionen Jahren. Die Menschheit »schafft« diese Verdopplung der CO_2-Konzentrationen durch die Verbrennung fossiler Energieträger in weniger als 100 Jahren. Ich bin mir sicher, wir kennen die gesamten Auswirkungen dieses kolossalen Anstieges nur zum Teil.

Der andere Grund, das Buch zu schreiben, liegt vielleicht darin, dass uns offensichtlich erst durch die Raumfahrt bewusst geworden ist, wie begrenzt unser Lebensraum ist – und dies hat vermutlich auch mit unserer evolutionären Entwicklungsgeschichte zu tun. Wir betrachten die Umwelt überwiegend aus der horizontalen Perspektive und machen uns nicht bewusst, dass nahezu sämtliche höheren Organismen auf diesem Planeten in einem extrem schmalen Bereich leben, der zwischen 200 Metern unterhalb des Meeresspiegels und 800 Metern darüber; nimmt man diese vertikale Perspektive ein, spielt sich fast das ganze Leben auf der Erde in diesem knappen Kilometer ab. Hier bieten Druck, Temperatur,

Strahlung offenbar die besten Voraussetzungen für das Leben einschließlich der notwendigen Nahrungsquellen. Jeder Leser mag für sich einen Vergleich finden, der diese Strecke veranschaulicht: ein Spaziergang um den Block, ein Gang zum Kiosk oder zur nächsten Busstation, das war's – mehr nicht.

Raumfahrt und Raumfahrtforschung stellen somit nicht nur technologische Herausforderungen dar, sondern haben auch tiefgreifende Auswirkungen auf unser Verständnis von uns selbst und unserer Beziehung zum Universum. Warum sprechen wir eigentlich nicht vom *Kosmozän*, dem Allzeitalter, das erdgeschichtlich angebrochen ist? Die Erde zu verlassen, dieser Schritt war und ist eine epochale Leistung allemal. Wenn dann noch – und dies ist meine Hoffnung – der Mensch im *Kosmozän* begreift, dass die wirklich kostbarsten Stoffe, die es zu schützen gilt, direkt vor seinen Augen liegen, dann wäre ich glücklich. Es sind nicht die begehrten Lagerstätten für Platin, Gold, Silber und jetzt Lithium, nach denen der Mensch in den entlegensten und tiefsten Orten des Planeten sucht, sondern es ist ein Stoff wie – Holz. Die mineralogischen Elemente finden wir überall im Universum, einen Stoff wie Holz hingegen werden wir nicht im Planetensystem, vielleicht nicht einmal in dieser Galaxie finden, in der es vielleicht Milliarden Planeten gibt. Holz rücksichtslos zu »ernten«, es zu verfeuern, ist aus vielerlei Gründen gewiss nicht klug. Eine »zweite Erde«? Weit und breit nicht in Sicht. Und wenn es sie gäbe, was hilft es? Sie dürfte für uns kaum erreichbar sein. Wenn wir also lernen, das, was die Evolution auf der Erde hervorgebracht hat, zu schätzen und zu schützen, wäre die Menschheit wirklich auf dem Weg, ein bisschen klüger zu werden.

DANKSAGUNG

Zunächst möchte ich meiner Familie danken. Meine Frau Luise hat auch dieses Buchprojekt kritisch liebevoll begleitet, und meine Söhne Leonard, Maxim und Arthur haben mir zahlreiche Ermutigungen und Anregungen zu diesem Thema gegeben. Insbesondere Leonard hat mir durch seine eigenen Forschungsarbeiten in Madagaskar gezeigt, zu welchen verheerenden Auswirkungen der Klimawandel und der Raubbau an der Natur durch den Menschen in nur ein paar Jahrhunderten auf dieser Insel geführt hat.

Meiner Agentin Dr. Frauke Lindemann danke ich ein weiteres Mal für das richtige Gespür, einen renommierten Verlag für dieses Thema gewonnen zu haben. Meinem Sachbuchlektor Burkard Miltenberger danke ich für die ausgezeichnete, intensive und konstruktive Zusammenarbeit am Manuskript.

In meiner Arbeitsgruppe danke ich insbesondere meiner umsichtigen und sehr genauen Sekretärin Felicitas Kern und meinen zum Teil langjährigen wissenschaftlichen Mitarbeiterinnen und Mitarbeitern: PD Dr. Martina Maggioni, PD Dr. Alexander Stahn, Dr. Oliver Opatz, Dr. Mathias Steinach, Dr. Stefan Mendt, Dr. Andreas Werner, Camilla Kienast, Magdalena Genov, Annika Friedl-Werner, Katharina Bruns sowie den Bachelor-, Master- und Promotionsstudenten, hier stellvertretend Rebecca Prell,

Alain Riveros, Zeynep Masatli, Michael Nordine, Marc Jörres, Christiane Rundfeldt, Adriane Schalt, Renana Bruckstein, Marlin Buchholz und Lilly Rickermann; unter diesen danke ich besonders Camilla Kienast dafür, die arbeitsrechtlichen Gesichtspunkte zusammengefasst zu haben. Ganz besonders danken möchte ich Eveline Hofmann für das intensive Korrekturlesen des Manuskripts.

Auf technischer Seite möchte ich mich bei Björn Hoffmann und Sylvia Plog im Institut danken, ohne ihre Unterstützung wäre manche Studie nicht möglich gewesen. Besonderer Dank gilt auch den Mitgliedern des Zentrums für Weltraummedizin und extreme Umwelten, hier stellvertretend Prof. Blottner, Prof. Habazettl und ihren Teams sowie den wissenschaftlichen Kollegen und Kolleginnen im »Einstein Center Climate Change and Public Policy of Human Settlements (ECCC)« und »Einstein Research Unit Climate and Water under Change (CliWaC)«. Der Deutschen Forschungsgemeinschaft (DFG) bin ich zu Dank verpflichtet für die Förderung unseres Teilprojektes »Klimawandel, Hitzestress und deren Auswirkungen auf Gesundheit und Arbeitsleistung in der Sub-Sahara« im Research Unit 2936 Climate. Diese Arbeiten wären nicht möglich ohne die ständige Zusammenarbeit mit den wissenschaftlichen Kollegen in Heidelberg, Potsdam und Berlin sowie Dr. Ali Sié vom Centre de Recherche en Santé de Nouna (CRSN) in Nouna (Burkina Faso) sowie Dr. Stephen Munga im Kenya Medical Research Institute (KEMRI) in Kisumu (Kenia); namentlich für die Kollegen in Heidelberg (Heidelberg Institute of Global Health, HIGH), Potsdam (Potsdamer Institut für Klimafolgenforschung, PIK) und Berlin (HU) seien hier hervorgehoben Prof. Ina Danquah, Prof. Dr.

Rainer Sauerborn, Dr. S. Barteit (HIGH), Prof. Dr. Fred Hattermann (PIK) und Prof. Dr. Harald Grethe (HU). Der deutschen Agentur für Luft- und Raumfahrt, speziell Dr. Peter Gräf, PD Dr. Markus Braun, Dr. Christian Rogon und Dr. Katrin Stang danke ich für die finanzielle Unterstützung zahlreicher Forschungsvorhaben, die die thermische Anpassung des Menschen unter extremen Bedingungen auf der Erde und im All zum Thema haben. Nicht zuletzt danke ich der Charité Universitätsmedizin Berlin für die Einrichtung des Modellstudiengangs M24 und die Etablierung des Themas »Der Mensch in extremen Umwelten«. Die Darstellung und Analyse der Auswirkungen des Klimawandels auf den Menschen und die Diskussion darüber mit den Studentinnen und Studenten der Humanmedizin werden für uns auch in Zukunft in diesem Modul ein zentrales Anliegen und Ausbildungsthema bleiben.

LITERATURVERZEICHNIS

Einleitung

Baccini, Michela, Annibale Biggeri, Gabriele Accetta, Tom Kosatsky, Klea Katsouyanni, Antonis Analitis, H Ross Anderson, u. a. 2008. »Heat Effects on Mortality in 15 European Cities«. *Epidemiology* 19 (5): 711–19. https://doi.org/10.1097/EDE.0b013e318176bfcd.

Beckmann, Sabrina, und Michael Hiete. 2020. »Predictors Associated with Health-Related Heat Risk Perception of Urban Citizens in Germany«. *International Journal of Environmental Research and Public Health* 17 (3): 874. https://doi.org/10.3390/ijerph17030874.

Bittner, M.-I. 2013. »Auswirkungen von Hitzewellen auf die Mortalität in Deutschland«. *Das Gesundheitswesen* 76 (08/09): 508–12. https://doi.org/10.1055/s-0033-1355404.

Bouchama, Abderrezak. 2004. »The 2003 European Heat Wave«. *Intensive Care Medicine* 30 (1): 1–3. https://doi.org/10.1007/s00134-003-2062-y.

Bunker, Aditi, Jan Wildenhain, Alina Vandenbergh, Nicholas Henschke, Joacim Rocklöv, Shakoor Hajat, und Rainer Sauerborn. 2016. »Effects of Air Temperature on Climate-Sensitive Mortality and Morbidity Outcomes in the Elderly; a Systematic Review and Meta-Analysis of Epidemiological Evidence«. *EBioMedicine* 6 (April): 258–68. https://doi.org/10.1016/j.ebiom.2016.02.034.

Campbell-Lendrum, Diarmid, und Carlos Corvalán. 2007. »Climate Change and Developing-Country Cities: Implications For Environmental Health and Equity«. *Journal of Urban Health* 84 (S1): 109–17. https://doi.org/10.1007/s11524-007-9170-x.

Fenner, Daniel, Achim Holtmann, Alexander Krug, und Dieter Scherer. 2019. »Heat Waves in Berlin and Potsdam, Germany – Long-term Trends and Comparison of Heat Wave Definitions from 1893 to 2017«. *International Journal of Climatology* 39 (4): 2422–37. https://doi.org/10.1002/joc.5962.

Filho, Leal Walter, Ulisses M Azeiteiro, und Fatima Alves. 2016. *Climate change and health*. New York, NY: Springer Berlin Heidelberg.

Greiner, Wolfgang. 2023. »Resilienz und Beratung im Gesundheitswesen«. *Gesundheitsökonomie & Qualitätsmanagement* 28 (01): 5–6. https://doi.org/10.1055/a-1925-8945.

Gunga, Hanns Christian, und Mathias Steinach. 2019. »Wärmehaushalt und Temperaturregulation«. In *Physiologie: das Lehrbuch*, herausgegeben von Erwin-Josef Speckmann, Jürgen Hescheler, und Rüdiger Köhling, 7. Auflage, 625–52. München: Elsevier.

Gunga, Hanns-Christian. 2021. *Human Physiology in Extreme Environments*. 2nd edition. London San Diego Cambridge, MA Oxford: Academic Press, an imprint of Elsevier.

»Health in All Policies (HiAP) Framework for Country Action«. 2014. *Health Promotion International* 29 (suppl 1): i19–28. https://doi.org/10.1093/heapro/dau035.

Herrmann, A., W. E. Haefeli, U. Lindemann, K. Rapp, P. Roigk, und C. Becker. 2019. »Epidemiologie und Prävention hitzebedingter Gesundheitsschäden älterer Menschen«. *Zeitschrift für Gerontologie und Geriatrie* 52 (5): 487–502. https://doi.org/10.1007/s00391-019-01594-4.

Heudorf, U., und M. Schade. 2014. »Heat Waves and Mortality in Frankfurt Am Main, Germany, 2003–2013: What Effect Do Heat-Health Action Plans and the Heat Warning System Have?« *Zeitschrift Für Gerontologie und Geriatrie* 47 (6): 475–82. https://doi.org/10.1007/s00391-014-0673-2.

Hirschhausen, Eckart von. 2022. *Mensch, Erde! Wir könnten es so schön haben*. Aktualisierte Taschenbuchausgabe. München: dtv.

McMichael, Anthony J. 2013. »Globalization, Climate Change, and Human Health«. *New England Journal of Medicine* 368 (14): 1335–43. https://doi.org/10.1056/NEJMra1109341.

Oudin Åström, Daniel, Patrizia Schifano, Federica Asta, Adele Lallo, Paola Michelozzi, Joacim Rocklöv, und Bertil Forsberg. 2015. »The Effect of Heat Waves on Mortality in Susceptible Groups: A Cohort Study of a Mediterranean and a Northern European City«. *Environmental Health* 14 (1): 30. https://doi.org/10.1186/s12940-015-0012-0.

Pichler, Peter-Paul, Ingram S Jaccard, Ulli Weisz, und Helga Weisz. 2019. »International comparison of health care carbon footprints«. *Environmental Research Letters* 14 (6): 064004. https://doi.org/10.1088/1748-9326/ab19e1.

Ramirez-Rubio, Oriana, Carolyn Daher, Gonzalo Fanjul, Mireia Gascon, Natalie Mueller, Leire Pajín, Antoni Plasencia, David Rojas-Rueda, Meelan Thondoo, und Mark J. Nieuwenhuijsen. 2019. »Urban Health: An Example of a «Health in All Policies" Approach in the Context of SDGs Implementation«. *Globalization and Health* 15 (1): 87. https://doi.org/10.1186/s12992-019-0529-z.

Rey, Grégoire, Eric Jougla, Anne Fouillet, Gérard Pavillon, Pierre Bessemoulin, Philippe Frayssinet, Jacqueline Clavel, und Denis Hémon. 2007. »The Impact of Major Heat Waves on All-Cause and Cause-Specific Mortality in France from 1971 to 2003«. *International Archives of Occupational and Environmental Health* 80 (7): 615–26. https://doi.org/10.1007/s00420-007-0173-4.

Robine, Jean-Marie, Siu Lan K. Cheung, Sophie Le Roy, Herman Van Oyen, Clare Griffiths, Jean-Pierre Michel, und François Richard Herrmann.

2008. »Death Toll Exceeded 70,000 in Europe during the Summer of 2003«. *Comptes Rendus Biologies* 331 (2): 171–78. https://doi.org/10.1016/j. crvi.2007.12.001.

Romanello, Marina, Alice McGushin, Claudia Di Napoli, Paul Drummond, Nick Hughes, Louis Jamart, Harry Kennard, u. a. 2021. »The 2021 Report of the Lancet Countdown on Health and Climate Change: Code Red for a Healthy Future«. *The Lancet* 398 (10311): 1619–62. https://doi.org/10.1016/ S0140-6736(21)01787-6.

Sachverständigenrat zur Begutachtung der Entwicklung im Gesundheitswesen, Hrsg. 2023. *Resilienz im Gesundheitswesen: Wege zur Bewältigung künftiger Krisen: Gutachten 2023*. Berlin: MWV Medizinisch Wissenschaftliche Verlagsgesellschaft.

Traidl-Hoffmann, C., C. Schulz, M. Herrmann, und B. Simon. 2021. *Planetary Health: Klima, Umwelt und Gesundheit im Anthropozän*. Berlin: MWV, Medizinisch WissenschaftlicheVerlagsgesellschaft.

Tuholske, Cascade, Kelly Caylor, Chris Funk, Andrew Verdin, Stuart Sweeney, Kathryn Grace, Pete Peterson, und Tom Evans. 2021. »Global Urban Population Exposure to Extreme Heat«. *Proceedings of the National Academy of Sciences* 118 (41): e2024792118. https://doi.org/10.1073/pnas.2024792118.

Wanner, Heinz. 2020. *Klima und Mensch: eine 12'000-jährige Geschichte*. 2., Aktualisierte und Erweiterte Auflage. Bern: Haupt Verlag.

Winklmayr, Claudia, Stefan Muthers, Hildegard Niemann, Hans-Guido Mücke, und Matthias an der Heiden. 2022. »Heat-related mortality in Germany from 1992 to 2021«. *Deutsches Ärzteblatt international*, Juli. https://doi.org/10.3238/arztebl.m2022.0202.

Xu, Zhiwei, Gerard FitzGerald, Yuming Guo, Bin Jalaludin, und Shilu Tong. 2016. »Impact of Heatwave on Mortality under Different Heatwave Definitions: A Systematic Review and Meta-Analysis«. *Environment International* 89–90 (April): 193–203. https://doi.org/10.1016/j. envint.2016.02.007.

Körper und Hitze

Auerbach, Paul S., Hrsg. 2007. *Wilderness medicine*. 5th ed. Philadelphia: Mosby Elsevier.

Bar-Or, O. 1998. »Effects of Age and Gender on Sweating Pattern During Exercise«. *International Journal of Sports Medicine* 19 (S 2): S106–7. https:// doi.org/10.1055/s-2007-971970.

Berry, Helen Louise, Kathryn Bowen, und Tord Kjellstrom. 2010. »Climate Change and Mental Health: A Causal Pathways Framework«. *International Journal of Public Health* 55 (2): 123–32. https://doi.org/10.1007/s00038-009-0112-0.

Brake, D J. 2003. »Fluid losses and hydration status of industrial workers under thermal stress working extended shifts«. *Occupational and Environmental Medicine* 60 (2): 90–96. https://doi.org/10.1136/oem.60.2.90.

Bröde, Peter, Dusan Fiala, Bruno Lemke, und Tord Kjellstrom. 2018. »Estimated Work Ability in Warm Outdoor Environments Depends on the Chosen Heat Stress Assessment Metric«. *International Journal of Biometeorology* 62 (3): 331–45. https://doi.org/10.1007/s00484-017-1346-9.

Bunker, Aditi, Jan Wildenhain, Alina Vandenbergh, Nicholas Henschke, Joacim Rocklöv, Shakoor Hajat, und Rainer Sauerborn. 2016. »Effects of Air Temperature on Climate-Sensitive Mortality and Morbidity Outcomes in the Elderly; a Systematic Review and Meta-Analysis of Epidemiological Evidence«. *EBioMedicine* 6 (April): 258–68. https://doi.org/10.1016/j.ebiom.2016.02.034.

Buono, Michael J., Kimberly D. Ball, und Fred W. Kolkhorst. 2007. »Sodium Ion Concentration vs. Sweat Rate Relationship in Humans«. *Journal of Applied Physiology* 103 (3): 990–94. https://doi.org/10.1152/japplphysiol.00015.2007.

Cheng, Jian, Zhiwei Xu, Rui Zhu, Xu Wang, Liu Jin, Jian Song, und Hong Su. 2014. »Impact of Diurnal Temperature Range on Human Health: A Systematic Review«. *International Journal of Biometeorology* 58 (9): 2011–24. https://doi.org/10.1007/s00484-014-0797-5.

Choshniak, I., N. Ben-Kohav, C. R. Taylor, D. Robertshaw, R. J. Barnes, A. Dobson, V. Belkin, und A. Shkolnik. 1995. »Metabolic Adaptations for Desert Survival in the Bedouin Goat«. *American Journal of Physiology-Regulatory, Integrative and Comparative Physiology* 268 (5): R1101–10. https://doi.org/10.1152/ajpregu.1995.268.5.R1101.

Daanen, Hein, Stephan Bose-O'Reilly, Matt Brearley, D. Andreas Flouris, Nicola M. Gerrett, Maud Huynen, Hunter M. Jones, u. a. 2021. »COVID-19 and Thermoregulation-Related Problems: Practical Recommendations«. *Temperature* 8 (1): 1–11. https://doi.org/10.1080/23328940.2020.1790971.

Epstein, Yoram, und Daniel S. Moran. 2006. »Thermal Comfort and the Heat Stress Indices«. *Industrial Health* 44 (3): 388–98. https://doi.org/10.2486/indhealth.44.388.

Falk, Bareket. 1998. »Effects of Thermal Stress During Rest and Exercise in the Paediatric Population«: *Sports Medicine* 25 (4): 221–40. https://doi.org/10.2165/00007256-199825040-00002.

Falk, Bareket, und Raffy Dotan. 2008. »Children's Thermoregulation during Exercise in the Heat — a Revisit«. *Applied Physiology, Nutrition, and Metabolism* 33 (2): 420–27. https://doi.org/10.1139/H07-185.

Gagnon, Daniel, und Glen P. Kenny. 2011. »Sex Modulates Whole-Body Sudomotor Thermosensitivity during Exercise: Sex Differences in Temperature Regulation«. *The Journal of Physiology* 589 (24): 6205–17. https://doi.org/10.1113/jphysiol.2011.219220.

———. 2012. »Does Sex Have an Independent Effect on Thermoeffector Responses during Exercise in the Heat?: Sex Differences in Human

Temperature Regulation«. *The Journal of Physiology* 590 (23): 5963–73. https://doi.org/10.1113/jphysiol.2012.240739.

Gunga, Hanns Christian, und Mathias Steinach. 2019. »Wärmehaushalt und Temperaturregulation«. In *Physiologie: das Lehrbuch*, herausgegeben von Erwin-Josef Speckmann, Jürgen Hescheler, und Rüdiger Köhling, 7. Auflage, 625–52. München: Elsevier.

Gunga, Hanns-Christian. 2021. *Human Physiology in Extreme Environments.* 2nd edition. London San Diego Cambridge, MA Oxford: Academic Press, an imprint of Elsevier.

Halliday, Thomas. 2022. *Urwelten: eine Reise durch die ausgestorbenen Ökosysteme der Erdgeschichte.* Übersetzt von Hainer Kober. 1. Auflage. München: Hanser.

Hammel, H. T., R. W. Elsner, D. H. Le Messurier, H. T. Andersen, und F. A. Milan. 1959. »Thermal and Metabolic Responses of the Australian Aborigine Exposed to Moderate Cold in Summer«. *Journal of Applied Physiology* 14 (4): 605–15. https://doi.org/10.1152/jappl.1959.14.4.605.

Hanna, Joel M. 1989. »Man in Stressful Environments–Thermal and Work Physiology. Edited by Keizo Shiraki and Mohamed Yousef. Xxii + 301 Pp. Springfield, IL: Charles C. Thomas. 1988, $45.00«. *American Journal of Human Biology* 1 (4): 497–98. https://doi.org/10.1002/ajhb.1310010417.

Havenith, George, Alison Fogarty, Rebecca Bartlett, Caroline J. Smith, und Vincent Ventenat. 2008. »Male and Female Upper Body Sweat Distribution during Running Measured with Technical Absorbents«. *European Journal of Applied Physiology* 104 (2): 245–55. https://doi.org/10.1007/s00421-007-0636-z.

Höfler, W. 1968. »Changes in Regional Distribution of Sweating during Acclimatization to Heat.« *Journal of Applied Physiology* 25 (5): 503–6. https://doi.org/10.1152/jappl.1968.25.5.503.

Iyoho, Anthony E., Laurel J. Ng, und Lisa MacFadden. 2017. »Modeling of Gender Differences in Thermoregulation«. *Military Medicine* 182 (S1): 295–303. https://doi.org/10.7205/MILMED-D-16-00213.

Katzmarzyk, Peter T., und William R. Leonard. 1998. »Climatic Influences on Human Body Size and Proportions: Ecological Adaptations and Secular Trends«. *American Journal of Physical Anthropology* 106 (4): 483–503. https://doi.org/10.1002/(SICI)1096-8644(199808)106:4<483::AID-AJPA4>3.0.CO;2-K.

Kenney, W. Larry, und James L. Hodgson. 1987. »Heat Tolerance, Thermoregulation and Ageing«: *Sports Medicine* 4 (6): 446–56. https://doi.org/10.2165/00007256-198704060-00004.

Kienast, Camilla, Mathias Steinach, Martina Maggioni, Oliver Opatz, und Hanns-Christian Gunga. 2021. »Hitzephysiologie und Konsequenzen für die Arbeitsmedizin« 26 (Oktober): 196–205.

Kim, Jung Ho, Hyun Wook Ryoo, Sungbae Moon, Tae Chang Jang, Sang Chan Jin, You Ho Mun, Byung Soo Do, Sam Beom Lee, und Jong-yeon Kim. 2019. »Determining the Correlation between Outdoor Heatstroke

Incidence and Climate Elements in Daegu Metropolitan City«. *Yeungnam University Journal of Medicine* 36 (3): 241–48. https://doi.org/10.12701/yujm.2019.00248.

Lambert, Michael I., Theresa Mann, und Jonathan P. Dugas. 2008. »Ethnicity and Temperature Regulation«. In *Medicine and Sport Science*, herausgegeben von F.E. Marino, 53:104–20. Basel: KARGER. https://doi.org/10.1159/000151553.

Lim, Chin Leong. 2020. »Fundamental Concepts of Human Thermoregulation and Adaptation to Heat: A Review in the Context of Global Warming«. *International Journal of Environmental Research and Public Health* 17 (21): 7795. https://doi.org/10.3390/ijerph17217795.

Lugo-Amador, Nannette M, Todd Rothenhaus, und Peter Moyer. 2004. »Heat-Related Illness«. *Emergency Medicine Clinics of North America* 22 (2): 315–27. https://doi.org/10.1016/j.emc.2004.01.004.

Madeira, Luciana Gonçalves, Michele Atalla da Fonseca, Ivana Alice Teixeira Fonseca, Kenya Paula de Oliveira, Renata Lane de Freitas Passos, Christiano Antônio Machado-Moreira, und Luiz Oswaldo Carneiro Rodrigues. 2010. »Sex-Related Differences in Sweat Gland Cholinergic Sensitivity Exist Irrespective of Differences in Aerobic Capacity«. *European Journal of Applied Physiology* 109 (1): 93–100. https://doi.org/10.1007/s00421-009-1262-8.

Mroczek, Tomasz, Marcin Gladki, und Janusz Skalski. 2020. »Successful Resuscitation from Accidental Hypothermia of 11.8°C: Where Is the Lower Bound for Human Beings?« *European Journal of Cardio-Thoracic Surgery* 58 (5): 1091–92. https://doi.org/10.1093/ejcts/ezaa159.

Muia, Caroline M., Sean R. Notley, Samah Saci, Andrew W. D'Souza, und Glen P. Kenny. 2020. »Whole-body Heat Exchange in Black-African and Caucasian Men during Exercise Eliciting Matched Heat-loss Requirements in Dry Heat«. *Experimental Physiology* 105 (1): 7–12. https://doi.org/10.1113/EP088091.

Naß, Daniela, und Edgar Bauderer. 2022. »Sommer, Sonne, Hitzenotfall«. *Zeitschrift für Komplementärmedizin* 14 (04): 50–55. https://doi.org/10.1055/a-1906-6021.

Notley, Sean R., Joonhee Park, Kyoko Tagami, Norikazu Ohnishi, und Nigel A. S. Taylor. 2017. »Variations in Body Morphology Explain Sex Differences in Thermoeffector Function during Compensable Heat Stress«. *Experimental Physiology* 102 (5): 545–62. https://doi.org/10.1113/EP086112.

Piantadosi, Claude A. 2003. *The biology of human survival: life and death in extreme environments*. Oxford ; New York: Oxford University Press.

———. 2012. *Mankind beyond Earth: The History, Science, and Future of Human Space Exploration*. New York Chichester: Columbia University Press.

Pryor, Riana R., Brad L. Bennett, Francis G. O'Connor, Justin M.J. Young, und Chad A. Asplund. 2015. »Medical Evaluation for Exposure Extremes: Heat«. *Wilderness & Environmental Medicine* 26 (4): 69–75. https://doi.org/10.1016/j.wem.2015.09.009.

Schmidt-Nielsen, Knut. 1997. *Animal physiology: adaptation and environment.* 5th ed. Cambridge [England] ; New York, NY, USA: Cambridge University Press.

Sessler, Daniel I. 2001. »Complications and Treatment of Mild Hypothermia«. *Anesthesiology* 95 (2): 531–43. https://doi.org/10.1097/00000542-200108000-00040.

Shapiro, By YAIR, Kent B. Pandolf, Barbara A. Avellini, Nancy A. Pimental, und Ralph F. Goldman. 1981. »Heat Balance and Transfer in Men and Women Exercising in Hot-Dry and Hot-Wet Conditions*«. *Ergonomics* 24 (5): 375–86. https://doi.org/10.1080/00140138108924859.

Shapiro, Y., K. B. Pandolf, B. A. Avellini, N. A. Pimental, und R. F. Goldman. 1980. »Physiological Responses of Men and Women to Humid and Dry Heat«. *Journal of Applied Physiology* 49 (1): 1–8. https://doi.org/10.1152/jappl.1980.49.1.1.

Shkolnik, Amiram, C. Richard Taylor, Virginia Finch, und Arieh Borut. 1980. »Why Do Bedouins Wear Black Robes in Hot Deserts?« *Nature* 283 (5745): 373–75. https://doi.org/10.1038/283373a0.

Smith, Caroline J., und George Havenith. 2012. »Body Mapping of Sweating Patterns in Athletes: A Sex Comparison«. *Medicine & Science in Sports & Exercise* 44 (12): 2350–61. https://doi.org/10.1249/MSS.0b013e318267b0c4.

Taylor, Nigel AS, und Christiano A Machado-Moreira. 2013. »Regional Variations in Transepidermal Water Loss, Eccrine Sweat Gland Density, Sweat Secretion Rates and Electrolyte Composition in Resting and Exercising Humans«. *Extreme Physiology & Medicine* 2 (1): 4. https://doi.org/10.1186/2046-7648-2-4.

Thunberg, Greta, Hrsg. 2022. *Das Klima Buch.* Übersetzt von Michael Bischoff und Ulrike Bischoff. Deutsche Erstausgabe. Frankfurt am Main: S. FISCHER.

Tipton, Charles M., Hrsg. 2014. *History of exercise physiology.* Champaign, IL: Human Kinetics.

Vassallo, Susi U., und Kathleen A. Delaney. 1989. »Pharmacologic Effects on Thermoregulation: Mechanisms of Drug-Related Heatstroke«. *Journal of Toxicology: Clinical Toxicology* 27 (4–5): 199–224. https://doi.org/10.3109/15563658908994419.

Withers, Philip C. 1992. *Comparative animal physiology.* Fort Worth: Saunders College Pub.

Worfolk, Jean B. 2000. »Heat Waves: Their Impact on the Health of Elders«. *Geriatric Nursing* 21 (2): 70–77. https://doi.org/10.1067/mgn.2000.107131.

Xu, Zhiwei, Ruth A. Etzel, Hong Su, Cunrui Huang, Yuming Guo, und Shilu Tong. 2012. »Impact of Ambient Temperature on Children's Health: A Systematic Review«. *Environmental Research* 117 (August): 120–31. https://doi.org/10.1016/j.envres.2012.07.002.

Gesundheit und Hitze

Allegranzi, Benedetta, Bassim Zayed, Peter Bischoff, N Zeynep Kubilay, Stijn de Jonge, Fleur de Vries, Stacey M Gomes, u. a. 2016. »New WHO Recommendations on Intraoperative and Postoperative Measures for Surgical Site Infection Prevention: An Evidence-Based Global Perspective«. *The Lancet Infectious Diseases* 16 (12): e288–303. https://doi.org/10.1016/S1473-3099(16)30402-9.

Bauer, Stefan; Bux, Kersten; Dieterich, Frank; Gabriel, Katharina; Kienast, Camilla; Klar, Stefanie; Alexander, Thomas. 2022. »Klimawandel und Arbeitsschutz«. https://doi.org/10.21934/BAUA:BERICHT20220601.

Bobrowska-Korzeniowska, Monika, Joanna Jerzyńska, Kinga Polańska, Dorota Kaleta, Iwona Stelmach, Agata Kunert, und Włodzimierz Stelmach. 2021. »The effect of air pollution on the respiratory system in preschool children with contribution of urban heat islands and geographic data – the aim of the study and methodological assumptions«. *International Journal of Occupational Medicine and Environmental Health* 34 (4): 453–60. https://doi.org/10.13075/ijomeh.1896.01651.

Brake, D J. 2003. »Fluid losses and hydration status of industrial workers under thermal stress working extended shifts«. *Occupational and Environmental Medicine* 60 (2): 90–96. https://doi.org/10.1136/oem.60.2.90.

Bröde, Peter, Dusan Fiala, Bruno Lemke, und Tord Kjellstrom. 2018. »Estimated Work Ability in Warm Outdoor Environments Depends on the Chosen Heat Stress Assessment Metric«. *International Journal of Biometeorology* 62 (3): 331–45. https://doi.org/10.1007/s00484-017-1346-9.

Buono, Michael J., Kimberly D. Ball, und Fred W. Kolkhorst. 2007. »Sodium Ion Concentration vs. Sweat Rate Relationship in Humans«. *Journal of Applied Physiology* 103 (3): 990–94. https://doi.org/10.1152/japplphysiol.00015.2007.

Cheng, Jian, Zhiwei Xu, Rui Zhu, Xu Wang, Liu Jin, Jian Song, und Hong Su. 2014. »Impact of Diurnal Temperature Range on Human Health: A Systematic Review«. *International Journal of Biometeorology* 58 (9): 2011–24. https://doi.org/10.1007/s00484-014-0797-5.

Cheuvront, Samuel N., Robert Carter, Emily M. Haymes, und Michael N. Sawka. 2006. »No Effect of Moderate Hypohydration or Hyperthermia on Anaerobic Exercise Performance«. *Medicine & Science in Sports & Exercise* 38 (6): 1093–97. https://doi.org/10.1249/01.mss.0000222838.74015.15.

Cuddy, Mary Linda Stotter. 2004. »The Effects of Drugs on Thermoregulation«: *AACN Clinical Issues: Advanced Practice in Acute and Critical Care* 15 (2): 238–53. https://doi.org/10.1097/00044067-200404000-00010.

DeGroot, David W., und W. Larry Kenney. 2008. »Thermal Response to Running Across the Sahara Desert: Data for Three Men«. *Aviation, Space, and Environmental Medicine* 79 (9): 909–13. https://doi.org/10.3357/ASEM.2178.2008.

Epstein, Yoram, und Daniel S. Moran. 2006. »Thermal Comfort and the Heat Stress Indices«. *Industrial Health* 44 (3): 388–98. https://doi.org/10.2486/indhealth.44.388.

Gabriel, Katharina, und Kersten Bux. 2022. »Arbeitsschutz im Klimawandel – Hitzebelastung durch überwärmte Gebäude in der warmen Jahreszeit«. https://doi.org/10.21934/BAUA:FOKUS20220908.

Greiner, Wolfgang. 2023. »Resilienz und Beratung im Gesundheitswesen«. *Gesundheitsökonomie & Qualitätsmanagement* 28 (01): 5–6. https://doi.org/10.1055/a-1925-8945.

Gunga, Hanns-Christian. 2009. *Nathan Zuntz: His Life and Work in the Fields of High Altitude Physiology and Aviation Medicine.* 1st ed. Amsterdam Boston [Bethesda, Md.]: Academic Press American Physiological Society.

Heusinkveld, B. G., G. Sterenborg, G. J. Steeneveld, J. J. Attema, R. J. Ronda, und A. A. M. Holtslag. 2017. »Smartphone App Brings Human Thermal Comfort Forecast in Your Hands«. *Bulletin of the American Meteorological Society* 98 (12): 2533–41. https://doi.org/10.1175/BAMS-D-16-0082.1.

Hospers, Lily, James W. Smallcombe, Nathan B. Morris, Anthony Capon, und Ollie Jay. 2020. »Electric Fans: A Potential Stay-at-Home Cooling Strategy during the COVID-19 Pandemic This Summer?« *Science of The Total Environment* 747 (Dezember): 141180. https://doi.org/10.1016/j.scitotenv.2020.141180.

Huhn, Sophie, Miriam Axt, Hanns-Christian Gunga, Martina Anna Maggioni, Stephen Munga, David Obor, Ali Sié, u. a. 2022. »The Impact of Wearable Technologies in Health Research: Scoping Review«. *JMIR MHealth and UHealth* 10 (1): e34384. https://doi.org/10.2196/34384.

Inoue, Yoshimitsu, Manabu Shibasaki, Hiroyuki Ueda, und Hiromichi Ishizashi. 1999. »Mechanisms underlying the age-related decrement in the human sweating response«. *European Journal of Applied Physiology* 79 (2): 121–26. https://doi.org/10.1007/s004210050485.

Jehn, Melissa, Christian Schindler, Anja Meyer, Michael Tamm, Friedrich Koehler, Christian Witt, Arno Schmidt-Trucksäss, und Daiana Stolz. 2013. »Associations of Daily Walking Activity with Biomarkers Related to Cardiac Distress in Patients with Chronic Obstructive Pulmonary Disease«. *Respiration* 85 (3): 195–202. https://doi.org/10.1159/000345218.

Kalisch Ellett, L. M., N. L. Pratt, V. T. Le Blanc, K. Westaway, und E. E. Roughead. 2016. »Increased Risk of Hospital Admission for Dehydration or Heat-Related Illness after Initiation of Medicines: A Sequence Symmetry Analysis«. *Journal of Clinical Pharmacy and Therapeutics* 41 (5): 503–7. https://doi.org/10.1111/jcpt.12418.

Kalkowsky, Bernhard, und Bernhard Kampmann. 2006. »Physiological Strain of Miners at Hot Working Places in German Coal Mines«. *Industrial Health* 44 (3): 465–73. https://doi.org/10.2486/indhealth.44.465.

Kenney, Larry W., und Ruth K. Anderson. 1988. »Responses of Older and Younger Women to Exercise in Dry and Humid Heat without Fluid Replacement«: *Medicine & Science in Sports & Exercise* 20 (2): 155–60. https://doi.org/10.1249/00005768-198820020-00009.

Kenney, W. L. 1997. »Thermoregulation at Rest and during Exercise in Healthy Older Adults«. *Exercise and Sport Sciences Reviews* 25: 41–76.

Kjellstrom, Tord, David Briggs, Chris Freyberg, Bruno Lemke, Matthias Otto, und Olivia Hyatt. 2016. »Heat, Human Performance, and Occupational Health: A Key Issue for the Assessment of Global Climate Change Impacts«. *Annual Review of Public Health* 37 (1): 97–112. https://doi.org/10.1146/annurev-publhealth-032315-021740.

Klar, Stefanie, Frank Dieterich, und Udo Jäckel. 2022. »Arbeitsschutz im Klimawandel – Expertenmeinungen zum Thema Gefahren für Beschäftigte durch vektorübertragene Krankheiten«. https://doi.org/10.21934/BAUA:FOKUS20220725.

Kovats, R. Sari, und Shakoor Hajat. 2008. »Heat Stress and Public Health: A Critical Review«. *Annual Review of Public Health* 29 (1): 41–55. https://doi.org/10.1146/annurev.publhealth.29.020907.090843.

Lim, Chin Leong. 2020. »Fundamental Concepts of Human Thermoregulation and Adaptation to Heat: A Review in the Context of Global Warming«. *International Journal of Environmental Research and Public Health* 17 (21): 7795. https://doi.org/10.3390/ijerph17217795.

Mangoni, Arduino A., Feruza Kholmurodova, Lidia Mayner, Paul Hakendorf, und Richard J. Woodman. 2017. »The Concomitant Use of Diuretics, Non-Steroidal Anti-Inflammatory Drugs, and Angiotensin-Converting Enzyme Inhibitors or Angiotensin Receptor Blockers (Triple Whammy), Extreme Heat, and In-Hospital Acute Kidney Injury in Older Medical Patients«. *Advances in Therapy* 34 (11): 2534–41. https://doi.org/10.1007/s12325-017-0629-1.

Mangoni, Arduino A., Susan Kim, Paul Hakendorf, Lidia Mayner, und Richard J. Woodman. 2016. »Heat Waves, Drugs with Anticholinergic Effects, and Outcomes in Older Hospitalized Adults«. *Journal of the American Geriatrics Society* 64 (5): 1091–96. https://doi.org/10.1111/jgs.14100.

Morabito, Marco, Alessandro Messeri, Alfonso Crisci, Lorenza Pratali, Michela Bonafede, und Alessandro Marinaccio. 2020. »Heat Warning and Public and Workers' Health at the Time of COVID-19 Pandemic«. *Science of The Total Environment* 738 (Oktober): 140347. https://doi.org/10.1016/j.scitotenv.2020.140347.

Muia, Caroline M., Sean R. Notley, Samah Saci, Andrew W. D'Souza, und Glen P. Kenny. 2020. »Whole-body Heat Exchange in Black-African and Caucasian Men during Exercise Eliciting Matched Heat-loss Requirements in Dry Heat«. *Experimental Physiology* 105 (1): 7–12. https://doi.org/10.1113/EP088091.

Nordon, Clementine, Karin Martin-Latry, Laurence de Roquefeuil, Philippe Latry, Bernard Bégaud, Bruno Falissard, Frederic Rouillon, und Helene Verdoux. 2009. »Risk of Death Related to Psychotropic Drug Use in

Older People During the European 2003 Heatwave: A Population-Based Case–Control Study«. *The American Journal of Geriatric Psychiatry* 17 (12): 1059–67. https://doi.org/10.1097/JGP.0b013e3181b7ef6e.

Notley, Sean R., Robert D. Meade, Andrew W. D'Souza, Maura M. Rutherford, Jung-Hyun Kim, und Glen P. Kenny. 2020. »Heat Exchange in Young and Older Men during Constant- and Variable-Intensity Work«. *Medicine & Science in Sports & Exercise* 52 (12): 2628–36. https://doi.org/10.1249/MSS.0000000000002410.

Notley, Sean R., Joonhee Park, Kyoko Tagami, Norikazu Ohnishi, und Nigel A. S. Taylor. 2017. »Variations in Body Morphology Explain Sex Differences in Thermoeffector Function during Compensable Heat Stress«. *Experimental Physiology* 102 (5): 545–62. https://doi.org/10.1113/EP086112.

Planetary Health: Klima, Umwelt und Gesundheit im Anthropozän. 2021. Berlin: MWV, Medizinisch WissenschaftlicheVerlagsgesellschaft.

Rowland, Thomas. 2008. »Thermoregulation during Exercise in the Heat in Children: Old Concepts Revisited«. *Journal of Applied Physiology* 105 (2): 718–24. https://doi.org/10.1152/japplphysiol.01196.2007.

Savioli, Gabriele, Christian Zanza, Yaroslava Longhitano, Alba Nardone, Angelica Varesi, Iride Francesca Ceresa, Alice Chiara Manetti, Gianpietro Volonnino, Aniello Maiese, und Raffaele La Russa. 2022. »Heat-Related Illness in Emergency and Critical Care: Recommendations for Recognition and Management with Medico-Legal Considerations«. *Biomedicines* 10 (10): 2542. https://doi.org/10.3390/biomedicines10102542.

Schollhammer, M., E. Brenaut, N. Menard-Andivot, M. Pillette-Delarue, A. Zagnoli, M. Chassain-Le Lay, B. Sassolas, u. a. 2015. »Oxybutynin as a Treatment for Generalized Hyperhidrosis: A Randomized, Placebo-Controlled Trial«. *British Journal of Dermatology* 173 (5): 1163–68. https://doi.org/10.1111/bjd.13973.

Sen, Jayashree, und Pranab Kumar Nag. 2019. »Human Susceptibility to Outdoor Hot Environment«. *Science of The Total Environment* 649 (Februar): 866–75. https://doi.org/10.1016/j.scitotenv.2018.08.325.

Shapiro, Y., K. B. Pandolf, B. A. Avellini, N. A. Pimental, und R. F. Goldman. 1980. »Physiological Responses of Men and Women to Humid and Dry Heat«. *Journal of Applied Physiology* 49 (1): 1–8. https://doi.org/10.1152/jappl.1980.49.1.1.

Shkolnik, Amiram, C. Richard Taylor, Virginia Finch, und Arieh Borut. 1980. »Why Do Bedouins Wear Black Robes in Hot Deserts?« *Nature* 283 (5745): 373–75. https://doi.org/10.1038/283373a0.

Silanikove, N. 1994. »The Struggle to Maintain Hydration and Osmoregulation in Animals Experiencing Severe Dehydration and Rapid Rehydration: The Story of Ruminants«. *Experimental Physiology* 79 (3): 281–300. https://doi.org/10.1113/expphysiol.1994.sp003764.

Taylor, Nigel A.S. 2006. »Challenges to Temperature Regulation When Working in Hot Environments«. *Industrial Health* 44 (3): 331–44. https://doi.org/10.2486/indhealth.44.331.

———. 2014. »Human Heat Adaptation«. In *Comprehensive Physiology*, herausgegeben von Ronald Terjung, 1. Aufl., 325–65. Wiley. https://doi.org/10.1002/cphy.c130022.

Vassallo, Susi U., und Kathleen A. Delaney. 1989. »Pharmacologic Effects on Thermoregulation: Mechanisms of Drug-Related Heatstroke«. *Journal of Toxicology: Clinical Toxicology* 27 (4–5): 199–224. https://doi.org/10.3109/15563658908994419.

Walinski, Annika, Julia Sander, Gabriel Gerlinger, Vera Clemens, Andreas Meyer-Lindenberg, und Andreas Heinz. 2023. »The effects of climate change on mental health«. *Deutsches Ärzteblatt international*, Februar. https://doi.org/10.3238/arztebl.m2022.0403.

Westaway, K., O. Frank, A. Husband, A. McClure, R. Shute, S. Edwards, J. Curtis, und D. Rowett. 2015. »Medicines Can Affect Thermoregulation and Accentuate the Risk of Dehydration and Heat-Related Illness during Hot Weather«. *Journal of Clinical Pharmacy and Therapeutics* 40 (4): 363–67. https://doi.org/10.1111/jcpt.12294.

Winklmayr, Claudia, Stefan Muthers, Hildegard Niemann, Hans-Guido Mücke, und Matthias an der Heiden. 2022. »Heat-related mortality in Germany from 1992 to 2021«. *Deutsches Ärzteblatt international*, Juli. https://doi.org/10.3238/arztebl.m2022.0202.

Worfolk, Jean B. 2000. »Heat Waves: Their Impact on the Health of Elders«. *Geriatric Nursing* 21 (2): 70–77. https://doi.org/10.1067/mgn.2000.107131.

Xu, Zhiwei, Ruth A. Etzel, Hong Su, Cunrui Huang, Yuming Guo, und Shilu Tong. 2012. »Impact of Ambient Temperature on Children's Health: A Systematic Review«. *Environmental Research* 117 (August): 120–31. https://doi.org/10.1016/j.envres.2012.07.002.

Xu, Zhiwei, Gerard FitzGerald, Yuming Guo, Bin Jalaludin, und Shilu Tong. 2016. »Impact of Heatwave on Mortality under Different Heatwave Definitions: A Systematic Review and Meta-Analysis«. *Environment International* 89–90 (April): 193–203. https://doi.org/10.1016/j.envint.2016.02.007.

Zhao, Jiexiu, Santiago Lorenzo, Nan An, Wenping Feng, Lili Lai, und Shuqiang Cui. 2013. »Effects of Heat and Different Humidity Levels on Aerobic and Anaerobic Exercise Performance in Athletes«. *Journal of Exercise Science & Fitness* 11 (1): 35–41. https://doi.org/10.1016/j.jesf.2013.04.002.

Stadt und Hitze

Alahmad, Barrak, Linda Powers Tomasso, Ali Al-Hemoud, Peter James, und Petros Koutrakis. 2020. »Spatial Distribution of Land Surface Temperatures in Kuwait: Urban Heat and Cool Islands«. *International Journal of Environmental Research and Public Health* 17 (9): 2993. https://doi.org/10.3390/ijerph17092993.

Allen, Joseph G., Piers MacNaughton, Jose Guillermo Cedeno Laurent, Skye S. Flanigan, Erika Sita Eitland, und John D. Spengler. 2015. »Green Buildings and Health«. *Current Environmental Health Reports* 2 (3): 250–58. https://doi.org/10.1007/s40572-015-0063-y.

Anderson, G. Brooke, und Michelle L. Bell. 2011. »Heat Waves in the United States: Mortality Risk during Heat Waves and Effect Modification by Heat Wave Characteristics in 43 U.S. Communities«. *Environmental Health Perspectives* 119 (2): 210–18. https://doi.org/10.1289/ehp.1002313.

Araujo, Ricardo Vieira, Marcos Roberto Albertini, André Luis Costa-da-Silva, Lincoln Suesdek, Nathália Cristina Soares Franceschi, Nancy Marçal Bastos, Gizelda Katz, u. a. 2015. »São Paulo Urban Heat Islands Have a Higher Incidence of Dengue than Other Urban Areas«. *The Brazilian Journal of Infectious Diseases* 19 (2): 146–55. https://doi.org/10.1016/j.bjid.2014.10.004.

Arbuthnott, Katherine, Shakoor Hajat, Clare Heaviside, und Sotiris Vardoulakis. 2016. »Changes in Population Susceptibility to Heat and Cold over Time: Assessing Adaptation to Climate Change«. *Environmental Health* 15 (S1): S33. https://doi.org/10.1186/s12940-016-0102-7.

Åström, Daniel Oudin, Bertil Forsberg, Sören Edvinsson, und Joacim Rocklöv. 2013. »Acute Fatal Effects of Short-Lasting Extreme Temperatures in Stockholm, Sweden: Evidence Across a Century of Change«. *Epidemiology* 24 (6): 820–29. https://doi.org/10.1097/01.ede.0000434530.62353.0b.

Atif, Salman, Ejaz Hussain, und Junaid Khan. 2020. »Surface urban heat islands in the mega city of Karachi, their spatial distribution and health emergency response infrastructure«. *Journal of the Pakistan Medical Association*, Nr. 0: 1. https://doi.org/10.5455/JPMA.5478.

Baccini, Michela, Annibale Biggeri, Gabriele Accetta, Tom Kosatsky, Klea Katsouyanni, Antonis Analitis, H Ross Anderson, u. a. 2008. »Heat Effects on Mortality in 15 European Cities«. *Epidemiology* 19 (5): 711–19. https://doi.org/10.1097/EDE.0b013e318176bfcd.

Barnett, Adrian Gerard. 2007. »Temperature and Cardiovascular Deaths in the US Elderly: Changes Over Time«. *Epidemiology* 18 (3): 369–72. https://doi.org/10.1097/01.ede.0000257515.34445.a0.

Basara, Jeffrey B., Heather G. Basara, Bradley G. Illston, und Kenneth C. Crawford. 2010. »The Impact of the Urban Heat Island during an Intense Heat Wave in Oklahoma City«. *Advances in Meteorology* 2010: 1–10. https://doi.org/10.1155/2010/230365.

Bittner, M.-I. 2013. »Auswirkungen von Hitzewellen auf die Mortalität in Deutschland«. *Das Gesundheitswesen* 76 (08/09): 508–12. https://doi.org/10.1055/s-0033-1355404.

Bobrowska-Korzeniowska, Monika, Joanna Jerzyńska, Kinga Polańska, Dorota Kaleta, Iwona Stelmach, Agata Kunert, und Włodzimierz Stelmach. 2021. »The effect of air pollution on the respiratory system in preschool children with contribution of urban heat islands and geographic data – the aim of the study and methodological assumptions«. *International Journal of*

Occupational Medicine and Environmental Health 34 (4): 453–60. https://doi.org/10.13075/ijomeh.1896.01651.

Campbell-Lendrum, Diarmid, und Carlos Corvalán. 2007. »Climate Change and Developing-Country Cities: Implications For Environmental Health and Equity«. *Journal of Urban Health* 84 (S1): 109–17. https://doi.org/10.1007/s11524-007-9170-x.

Cao, Chang, Xuhui Lee, Shoudong Liu, Natalie Schultz, Wei Xiao, Mi Zhang, und Lei Zhao. 2016. »Urban Heat Islands in China Enhanced by Haze Pollution«. *Nature Communications* 7 (1): 12509. https://doi.org/10.1038/ncomms12509.

Cheng, Jian, Zhiwei Xu, Rui Zhu, Xu Wang, Liu Jin, Jian Song, und Hong Su. 2014. »Impact of Diurnal Temperature Range on Human Health: A Systematic Review«. *International Journal of Biometeorology* 58 (9): 2011–24. https://doi.org/10.1007/s00484-014-0797-5.

Climate change and health. 2016. New York, NY: Springer Berlin Heidelberg.

Dhillon, Vardeep Singh. 2015. »Green Hospital and Climate Change: Their Interrelationship and the Way Forward«. *JOURNAL OF CLINICAL AND DIAGNOSTIC RESEARCH*. https://doi.org/10.7860/JCDR/2015/13693.6942.

Diamond, Sarah E., Eric G. Prileson, und Ryan A. Martin. 2022. »Adaptation to Urban Environments«. *Current Opinion in Insect Science* 51 (Juni): 100893. https://doi.org/10.1016/j.cois.2022.100893.

Donaldson, G.C, W.R Keatinge, und S Näyhä. 2003. »Changes in Summer Temperature and Heat-Related Mortality since 1971 in North Carolina, South Finland, and Southeast England«. *Environmental Research* 91 (1): 1–7. https://doi.org/10.1016/S0013-9351(02)00002-6.

Fan, Yichun, Jianghao Wang, Nick Obradovich, und Siqi Zheng. 2023. »Intraday Adaptation to Extreme Temperatures in Outdoor Activity«. *Scientific Reports* 13 (1): 473. https://doi.org/10.1038/s41598-022-26928-y.

Fenner, Daniel, Achim Holtmann, Alexander Krug, und Dieter Scherer. 2019. »Heat Waves in Berlin and Potsdam, Germany – Long-term Trends and Comparison of Heat Wave Definitions from 1893 to 2017«. *International Journal of Climatology* 39 (4): 2422–37. https://doi.org/10.1002/joc.5962.

Fenner, Daniel, Achim Holtmann, Fred Meier, Ines Langer, und Dieter Scherer. 2019. »Contrasting changes of urban heat island intensity during hot weather episodes«. *Environmental Research Letters* 14 (12): 124013. https://doi.org/10.1088/1748-9326/ab506b.

Fenner, Daniel, Fred Meier, Benjamin Bechtel, Marco Otto, und Dieter Scherer. 2017. »Intra and Inter 'Local Climate Zone' Variability of Air Temperature as Observed by Crowdsourced Citizen Weather Stations in Berlin, Germany«. *Meteorologische Zeitschrift* 26 (5): 525–47. https://doi.org/10.1127/metz/2017/0861.

Fenner, Daniel, Fred Meier, Dieter Scherer, und Albert Polze. 2014. »Spatial and Temporal Air Temperature Variability in Berlin, Germany, during the Years 2001–2010«. *Urban Climate* 10 (Dezember): 308–31. https://doi.org/10.1016/j.uclim.2014.02.004.

Gabriel, Katharina, und Kersten Bux. 2022. »Arbeitsschutz im Klimawandel – Hitzebelastung durch überwärmte Gebäude in der warmen Jahreszeit«. https://doi.org/10.21934/BAUA:FOKUS20220908.

Green Hospital: Nachhaltigkeit und Ressourcenschonung im Krankenhaus. 2022. Berlin: Medizinisch Wissenschaftliche Verlagsgesellschaft.

Groneberg, D. A., und C. Witt. 2005. »Luftqualität und Feinstaubbelastung«. *Pneumologie* 59 (9): 607–11. https://doi.org/10.1055/s-2005-870973.

Gu, Xingbo, Dandan Liu, Ning Hao, Xinyong Sun, Shulei Liu, Xiaoxu Duan, Shuang Yang, Jia Li, und Shu Wang. 2022. »The Synergy between Diurnal Temperature Range and Calcium Concentration Help to Predict Hospital Mortality in Patients with Acute Myocardial Infarction«. *Scientific Reports* 12 (1): 15527. https://doi.org/10.1038/s41598-022-18816-2.

Gunga, Hanns-Christian. 2009. *Nathan Zuntz: His Life and Work in the Fields of High Altitude Physiology and Aviation Medicine.* 1st ed. Amsterdam Boston [Bethesda, Md.]: Academic Press American Physiological Society.

Haines, Andy, und Kristie Ebi. 2019. »The Imperative for Climate Action to Protect Health«. Herausgegeben von Caren G. Solomon. *New England Journal of Medicine* 380 (3): 263–73. https://doi.org/10.1056/NEJMra1807873.

Hajat, S., und T. Kosatky. 2010. »Heat-Related Mortality: A Review and Exploration of Heterogeneity«. *Journal of Epidemiology & Community Health* 64 (9): 753–60. https://doi.org/10.1136/jech.2009.087999.

Halder, Bijay, Jatisankar Bandyopadhyay, Khaled Mohamed Khedher, Chow Ming Fai, Fredolin Tangang, und Zaher Mundher Yaseen. 2022. »Delineation of Urban Expansion Influences Urban Heat Islands and Natural Environment Using Remote Sensing and GIS-Based in Industrial Area«. *Environmental Science and Pollution Research* 29 (48): 73147–70. https://doi.org/10.1007/s11356-022-20821-x.

He, Bao-Jie, Junsong Wang, Huimin Liu, und Giulia Ulpiani. 2021. »Localized Synergies between Heat Waves and Urban Heat Islands: Implications on Human Thermal Comfort and Urban Heat Management«. *Environmental Research* 193 (Februar): 110584. https://doi.org/10.1016/j.envres.2020.110584.

Heaviside, Clare, Helen Macintyre, und Sotiris Vardoulakis. 2017. »The Urban Heat Island: Implications for Health in a Changing Environment«. *Current Environmental Health Reports* 4 (3): 296–305. https://doi.org/10.1007/s40572-017-0150-3.

Heaviside, Clare, Sotiris Vardoulakis, und Xiao-Ming Cai. 2016. »Attribution of Mortality to the Urban Heat Island during Heatwaves in the West Midlands, UK«. *Environmental Health* 15 (S1): S27. https://doi.org/10.1186/s12940-016-0100-9.

Ho, Hung Chak, Anders Knudby, Yongming Xu, Matus Hodul, und Mehdi Aminipouri. 2016. »A Comparison of Urban Heat Islands Mapped Using Skin Temperature, Air Temperature, and Apparent Temperature

(Humidex), for the Greater Vancouver Area«. *Science of The Total Environment* 544 (Februar): 929–38. https://doi.org/10.1016/j.scitotenv.2015.12.021.

Ho, Janice Y., Yuan Shi, Kevin K.L. Lau, Edward Y.Y. Ng, Chao Ren, und William B. Goggins. 2023. »Urban Heat Island Effect-Related Mortality under Extreme Heat and Non-Extreme Heat Scenarios: A 2010–2019 Case Study in Hong Kong«. *Science of The Total Environment* 858 (Februar): 159791. https://doi.org/10.1016/j.scitotenv.2022.159791.

Hsu, Angel, Glenn Sheriff, Tirthankar Chakraborty, und Diego Manya. 2021. »Disproportionate Exposure to Urban Heat Island Intensity across Major US Cities«. *Nature Communications* 12 (1): 2721. https://doi.org/10.1038/s41467-021-22799-5.

Huhn, Sophie, Miriam Axt, Hanns-Christian Gunga, Martina Anna Maggioni, Stephen Munga, David Obor, Ali Sié, u. a. 2022. »The Impact of Wearable Technologies in Health Research: Scoping Review«. *JMIR MHealth and UHealth* 10 (1): e34384. https://doi.org/10.2196/34384.

Iungman, Tamara, Marta Cirach, Federica Marando, Evelise Pereira Barboza, Sasha Khomenko, Pierre Masselot, Marcos Quijal-Zamorano, u. a. 2023. »Cooling Cities through Urban Green Infrastructure: A Health Impact Assessment of European Cities«. *The Lancet* 401 (10376): 577–89. https://doi.org/10.1016/S0140-6736(22)02585-5.

Jehn, Melissa, Gavin Donaldson, Bahar Kiran, Uta Liebers, Klaus Mueller, Dieter Scherer, Wilfried Endlicher, und Christian Witt. 2013. »Tele-Monitoring Reduces Exacerbation of COPD in the Context of Climate Change–a Randomized Controlled Trial«. *Environmental Health* 12 (1): 99. https://doi.org/10.1186/1476-069X-12-99.

Jehn, Melissa, Christian Schindler, Anja Meyer, Michael Tamm, Friedrich Koehler, Christian Witt, Arno Schmidt-Trucksäss, und Daiana Stolz. 2013. »Associations of Daily Walking Activity with Biomarkers Related to Cardiac Distress in Patients with Chronic Obstructive Pulmonary Disease«. *Respiration* 85 (3): 195–202. https://doi.org/10.1159/000345218.

Jones, Bryan, Brian C. O'Neill, Larry McDaniel, Seth McGinnis, Linda O. Mearns, und Claudia Tebaldi. 2015. »Future Population Exposure to US Heat Extremes«. *Nature Climate Change* 5 (7): 652–55. https://doi.org/10.1038/nclimate2631.

Kephart, Josiah L., Brisa N. Sánchez, Jeffrey Moore, Leah H. Schinasi, Maryia Bakhtsiyarava, Yang Ju, Nelson Gouveia, u. a. 2022. »City-Level Impact of Extreme Temperatures and Mortality in Latin America«. *Nature Medicine* 28 (8): 1700–1705. https://doi.org/10.1038/s41591-022-01872-6.

Klar, Stefanie, Frank Dieterich, und Udo Jäckel. 2022. »Arbeitsschutz im Klimawandel – Expertenmeinungen zum Thema Gefahren für Beschäftigte durch vektorübertragene Krankheiten«. https://doi.org/10.21934/BAUA:FOKUS20220725.

Kovats, R. Sari, und Shakoor Hajat. 2008. »Heat Stress and Public Health: A Critical Review«. *Annual Review of Public Health* 29 (1): 41–55. https://doi.org/10.1146/annurev.publhealth.29.020907.090843.

Krug, Alexander, Daniel Fenner, Achim Holtmann, und Dieter Scherer. 2019. »Occurrence and Coupling of Heat and Ozone Events and Their Relation to Mortality Rates in Berlin, Germany, between 2000 and 2014«. *Atmosphere* 10 (6): 348. https://doi.org/10.3390/atmos10060348.

Krug, Alexander, Daniel Fenner, Hans-Guido Mücke, und Dieter Scherer. 2020. »The contribution of air temperature and ozone to mortality rates during hot weather episodes in eight German cities during the years 2000 and 2017«. Preprint. Atmospheric, Meteorological and Climatological Hazards. https://doi.org/10.5194/nhess-2020-91.

Lee, Kyungil, Yoonji Kim, Hyun Chan Sung, Seung Hee Kim, und Seong Woo Jeon. 2022. »Surface Urban Heat Island in South Korea's New Towns with Different Urban Planning«. *Environmental Monitoring and Assessment* 194 (5): 360. https://doi.org/10.1007/s10661-022-09967-w.

Manoli, Gabriele, Simone Fatichi, Markus Schläpfer, Kailiang Yu, Thomas W. Crowther, Naika Meili, Paolo Burlando, Gabriel G. Katul, und Elie Bou-Zeid. 2019. »Magnitude of Urban Heat Islands Largely Explained by Climate and Population«. *Nature* 573 (7772): 55–60. https://doi.org/10.1038/s41586-019-1512-9.

McMichael, Anthony J. 2013. »Globalization, Climate Change, and Human Health«. *New England Journal of Medicine* 368 (14): 1335–43. https://doi.org/10.1056/NEJMra1109341.

Meier, Fred, Daniel Fenner, Tom Grassmann, Marco Otto, und Dieter Scherer. 2017. »Crowdsourcing Air Temperature from Citizen Weather Stations for Urban Climate Research«. *Urban Climate* 19 (Januar): 170–91. https://doi.org/10.1016/j.uclim.2017.01.006.

Mills, Gerald. 2014. »Urban Climatology: History, Status and Prospects«. *Urban Climate* 10 (Dezember): 479–89. https://doi.org/10.1016/j.uclim.2014.06.004.

Muller, Catherine L., Lee Chapman, C. S. B. Grimmond, Duick T. Young, und Xiaoming Cai. 2013. »Sensors and the City: A Review of Urban Meteorological Networks: SENSORS AND THE CITY«. *International Journal of Climatology* 33 (7): 1585–1600. https://doi.org/10.1002/joc.3678.

Muller, C.L., L. Chapman, S. Johnston, C. Kidd, S. Illingworth, G. Foody, A. Overeem, und R.R. Leigh. 2015. »Crowdsourcing for Climate and Atmospheric Sciences: Current Status and Future Potential: CROWDSOURCING FOR CLIMATE AND ATMOSPHERIC SCIENCES«. *International Journal of Climatology* 35 (11): 3185–3203. https://doi.org/10.1002/joc.4210.

Oke, T. R., G. Mills, A. Christen, und J. A. Voogt. 2017. *Urban Climates*. 1. Aufl. Cambridge University Press. https://doi.org/10.1017/9781139016476.

Oke, T.R. 1973. »City Size and the Urban Heat Island«. *Atmospheric Environment (1967)* 7 (8): 769–79. https://doi.org/10.1016/0004-6981(73)90140-6.

———. 1976. »The Distinction between Canopy and Boundary-layer Urban Heat Islands«. *Atmosphere* 14 (4): 268–77. https://doi.org/10.1080/00046973.1976.9648422.

Oudin Åström, Daniel, Patrizia Schifano, Federica Asta, Adele Lallo, Paola Michelozzi, Joacim Rocklöv, und Bertil Forsberg. 2015. »The Effect of Heat Waves on Mortality in Susceptible Groups: A Cohort Study of a Mediterranean and a Northern European City«. *Environmental Health* 14 (1): 30. https://doi.org/10.1186/s12940-015-0012-0.

Raj, Sarath, Saikat Kumar Paul, Arun Chakraborty, und Jayanarayanan Kuttippurath. 2020. »Anthropogenic Forcing Exacerbating the Urban Heat Islands in India«. *Journal of Environmental Management* 257 (März): 110006. https://doi.org/10.1016/j.jenvman.2019.110006.

Rey, Grégoire, Eric Jougla, Anne Fouillet, Gérard Pavillon, Pierre Bessemoulin, Philippe Frayssinet, Jacqueline Clavel, und Denis Hémon. 2007. »The Impact of Major Heat Waves on All-Cause and Cause-Specific Mortality in France from 1971 to 2003«. *International Archives of Occupational and Environmental Health* 80 (7): 615–26. https://doi.org/10.1007/s00420-007-0173-4.

Rizwan, Ahmed Memon, Leung Y.C. Dennis, und Chunho Liu. 2008. »A Review on the Generation, Determination and Mitigation of Urban Heat Island«. *Journal of Environmental Sciences* 20 (1): 120–28. https://doi.org/10.1016/S1001-0742(08)60019-4.

Ryan-Fogarty, Yvonne, Bernadette O'Regan, und Richard Moles. 2016. »Greening Healthcare: Systematic Implementation of Environmental Programmes in a University Teaching Hospital«. *Journal of Cleaner Production* 126 (Juli): 248–59. https://doi.org/10.1016/j.jclepro.2016.03.079.

Sanagar Darbani, Elham, Danial Monsefi Parapari, John Boland, und Ehsan Sharifi. 2021. »Impacts of Urban Form and Urban Heat Island on the Outdoor Thermal Comfort: A Pilot Study on Mashhad«. *International Journal of Biometeorology* 65 (7): 1101–17. https://doi.org/10.1007/s00484-021-02091-3.

Schlegel, Irmela, Muthers, Stefan, Matzarakis, Andreas. 2021. Einfluss des Klimawandels auf die Morbidität und Mortalität von Atemwegs-erkrankungen. UMWELT und GESUNDHEIT 04/2021, Umwelt-bundesamt, Dessau-Roßlau.

Schrijver, Evan de, Marvin Bundo, Martina S. Ragettli, Francesco Sera, Antonio Gasparrini, Oscar H. Franco, und Ana M. Vicedo-Cabrera. 2022. »Nationwide Analysis of the Heat- and Cold-Related Mortality Trends in Switzerland between 1969 and 2017: The Role of Population Aging«. *Environmental Health Perspectives* 130 (3): 037001. https://doi.org/10.1289/EHP9835.

Semenza, Jan C., Carol H. Rubin, Kenneth H. Falter, Joel D. Selanikio, W. Dana Flanders, Holly L. Howe, und John L. Wilhelm. 1996. »Heat-Related Deaths during the July 1995 Heat Wave in Chicago«. *New England Journal of Medicine* 335 (2): 84–90. https://doi.org/10.1056/NEJM199607113350203.

Smoyer, K. E. 1998. »A comparative analysis of heat waves and associated mortality in St. Louis, Missouri – 1980 and 1995«. *International Journal of Biometeorology* 42 (1): 44–50. https://doi.org/10.1007/s004840050082.

Stewart, Iain D., T. R. Oke, und E. Scott Krayenhoff. 2014. »Evaluation of the 'Local Climate Zone' Scheme Using Temperature Observations and Model Simulations: EVALUATION OF THE 'LOCAL CLIMATE ZONE' SCHEME«. *International Journal of Climatology* 34 (4): 1062–80. https://doi.org/10.1002/joc.3746.

Tan, Jianguo, Youfei Zheng, Xu Tang, Changyi Guo, Liping Li, Guixiang Song, Xinrong Zhen, u. a. 2010. »The Urban Heat Island and Its Impact on Heat Waves and Human Health in Shanghai«. *International Journal of Biometeorology* 54 (1): 75–84. https://doi.org/10.1007/s00484-009-0256-x.

Traidl-Hoffmann, Claudia, Christian M. Schulz, Martin Herrmann, und Babette Simon. 2021. *Planetary health*. Berlin: Medizinisch Wissenschaftliche Verlagsgesellschaft.

Tuholske, Cascade, Kelly Caylor, Chris Funk, Andrew Verdin, Stuart Sweeney, Kathryn Grace, Pete Peterson, und Tom Evans. 2021. »Global Urban Population Exposure to Extreme Heat«. *Proceedings of the National Academy of Sciences* 118 (41): e2024792118. https://doi.org/10.1073/pnas.2024792118.

Vigotti, Maria Angela, Vito M. R. Muggeo, und Rosanna Cusimano. 2006. »The Effect of Birthplace on Heat Tolerance and Mortality in Milan, Italy, 1980–1989«. *International Journal of Biometeorology* 50 (6): 335–41. https://doi.org/10.1007/s00484-006-0035-x.

Vollmer, Martin K., Tae Siek Rhee, Matt Rigby, Doris Hofstetter, Matthias Hill, Fabian Schoenenberger, und Stefan Reimann. 2015. »Modern Inhalation Anesthetics: Potent Greenhouse Gases in the Global Atmosphere«. *Geophysical Research Letters* 42 (5): 1606–11. https://doi.org/10.1002/2014GL062785.

Winklmayr, Claudia, Stefan Muthers, Hildegard Niemann, Hans-Guido Mücke, und Matthias an der Heiden. 2022. »Heat-related mortality in Germany from 1992 to 2021«. *Deutsches Ärzteblatt international*, Juli. https://doi.org/10.3238/arztebl.m2022.0202.

Xu, Zhiwei, Ruth A. Etzel, Hong Su, Cunrui Huang, Yuming Guo, und Shilu Tong. 2012. »Impact of Ambient Temperature on Children's Health: A Systematic Review«. *Environmental Research* 117 (August): 120–31. https://doi.org/10.1016/j.envres.2012.07.002.

Xu, Zhiwei, Gerard FitzGerald, Yuming Guo, Bin Jalaludin, und Shilu Tong. 2016. »Impact of Heatwave on Mortality under Different Heatwave Definitions: A Systematic Review and Meta-Analysis«. *Environment International* 89–90 (April): 193–203. https://doi.org/10.1016/j.envint.2016.02.007.

Zhu, Dianyu, Qi Zhou, Miaomiao Liu, und Jun Bi. 2021. »Non-Optimum Temperature-Related Mortality Burden in China: Addressing the Dual Influences of Climate Change and Urban Heat Islands«. *Science of The Total Environment* 782 (August): 146760. https://doi.org/10.1016/j.scitotenv.2021.146760.

Erde und Hitze

Acharya, Payel, Bethany Boggess, und Kai Zhang. 2018. »Assessing Heat Stress and Health among Construction Workers in a Changing Climate: A Review«. *International Journal of Environmental Research and Public Health* 15 (2): 247. https://doi.org/10.3390/ijerph15020247.

Bar-Or, O. 1998. »Effects of Age and Gender on Sweating Pattern During Exercise«. *International Journal of Sports Medicine* 19 (S 2): S106–7. https://doi.org/10.1055/s-2007-971970.

Bunker, Aditi, Maquins Odhiambo Sewe, Ali Sié, Joacim Rocklöv, und Rainer Sauerborn. 2017. »Excess Burden of Non-Communicable Disease Years of Life Lost from Heat in Rural Burkina Faso: A Time Series Analysis of the Years 2000–2010«. *BMJ Open* 7 (11): e018068. https://doi.org/10.1136/bmjopen-2017-018068.

Bunker, Aditi, Jan Wildenhain, Alina Vandenbergh, Nicholas Henschke, Joacim Rocklöv, Shakoor Hajat, und Rainer Sauerborn. 2016. »Effects of Air Temperature on Climate-Sensitive Mortality and Morbidity Outcomes in the Elderly; a Systematic Review and Meta-Analysis of Epidemiological Evidence«. *EBioMedicine* 6 (April): 258–68. https://doi.org/10.1016/j.ebiom.2016.02.034.

Gagnon, Daniel, und Glen P. Kenny. 2011. »Sex Modulates Whole-Body Sudomotor Thermosensitivity during Exercise: Sex Differences in Temperature Regulation«. *The Journal of Physiology* 589 (24): 6205–17. https://doi.org/10.1113/jphysiol.2011.219220.

———. 2012. »Does Sex Have an Independent Effect on Thermoeffector Responses during Exercise in the Heat?: Sex Differences in Human Temperature Regulation«. *The Journal of Physiology* 590 (23): 5963–73. https://doi.org/10.1113/jphysiol.2012.240739.

Green Hospital: Nachhaltigkeit und Ressourcenschonung im Krankenhaus. 2022. Berlin: Medizinisch Wissenschaftliche Verlagsgesellschaft.

Holmer, Björn, Sofia Thorsson, und Jenny Lindén. 2013. »Evening Evapotranspirative Cooling in Relation to Vegetation and Urban Geometry in the City of Ouagadougou, Burkina Faso: Evening Cooling in Ouagadougou«. *International Journal of Climatology* 33 (15): 3089–3105. https://doi.org/10.1002/joc.3561.

Huhn, Sophie, Miriam Axt, Hanns-Christian Gunga, Martina Anna Maggioni, Stephen Munga, David Obor, Ali Sié, u. a. 2022. »The Impact of Wearable Technologies in Health Research: Scoping Review«. *JMIR MHealth and UHealth* 10 (1): e34384. https://doi.org/10.2196/34384.

Iyoho, Anthony E., Laurel J. Ng, und Lisa MacFadden. 2017. »Modeling of Gender Differences in Thermoregulation«. *Military Medicine* 182 (S1): 295–303. https://doi.org/10.7205/MILMED-D-16-00213.

Katzmarzyk, Peter T., und William R. Leonard. 1998. »Climatic Influences on Human Body Size and Proportions: Ecological Adaptations and Secular

Trends«. *American Journal of Physical Anthropology* 106 (4): 483–503. https://doi.org/10.1002/(SICI)1096-8644(199808)106:4<483::AID-AJPA4>3.0.CO;2-K.

Kjellstrom, Tord, David Briggs, Chris Freyberg, Bruno Lemke, Matthias Otto, und Olivia Hyatt. 2016. »Heat, Human Performance, and Occupational Health: A Key Issue for the Assessment of Global Climate Change Impacts«. *Annual Review of Public Health* 37 (1): 97–112. https://doi.org/10.1146/annurev-publhealth-032315-021740.

Kjellstrom, Tord, Sabine Gabrysch, Bruno Lemke, und Keith Dear. 2009. »The 'Hothaps' Programme for Assessing Climate Change Impacts on Occupational Health and Productivity: An Invitation to Carry out Field Studies«. *Global Health Action* 2 (1): 2082. https://doi.org/10.3402/gha.v2i0.2082.

Liu, Zhao, Bruce Anderson, Kai Yan, Weihua Dong, Hua Liao, und Peijun Shi. 2017. »Global and Regional Changes in Exposure to Extreme Heat and the Relative Contributions of Climate and Population Change«. *Scientific Reports* 7 (1): 43909. https://doi.org/10.1038/srep43909.

Lundgren, Karin, Kalev Kuklane, Chuansi Gao, und Ingvar HOLM^|^Eacute;R. 2013. »Effects of Heat Stress on Working Populations When Facing Climate Change«. *Industrial Health* 51 (1): 3–15. https://doi.org/10.2486/indhealth.2012-0089.

Lundgren, Karin, Kalev Kuklane, und Vidhya Venugopal. 2014. »Occupational Heat Stress and Associated Productivity Loss Estimation Using the PHS Model (ISO 7933): A Case Study from Workplaces in Chennai, India«. *Global Health Action* 7 (1): 25283. https://doi.org/10.3402/gha.v7.25283.

Lundgren-Kownacki, Karin, Siri M. Kjellberg, Pernille Gooch, Marwa Dabaieh, Latha Anandh, und Vidhya Venugopal. 2018. »Climate Change-Induced Heat Risks for Migrant Populations Working at Brick Kilns in India: A Transdisciplinary Approach«. *International Journal of Biometeorology* 62 (3): 347–58. https://doi.org/10.1007/s00484-017-1476-0.

McMichael, Anthony J. 2013. »Globalization, Climate Change, and Human Health«. *New England Journal of Medicine* 368 (14): 1335–43. https://doi.org/10.1056/NEJMra1109341.

MPHIL Development Studies, Kwasi Frimpong, Eddie Van Etten E J, Jacques Oosthuzien, und Victor Fannam Nunfam. 2017. »Heat Exposure on Farmers in Northeast Ghana«. *International Journal of Biometeorology* 61 (3): 397–406. https://doi.org/10.1007/s00484-016-1219-7.

Pryor, Riana R., Brad L. Bennett, Francis G. O'Connor, Justin M.J. Young, und Chad A. Asplund. 2015. »Medical Evaluation for Exposure Extremes: Heat«. *Wilderness & Environmental Medicine* 26 (4): 69–75. https://doi.org/10.1016/j.wem.2015.09.009.

Sahu, Subhashis, Santi Gopal Maity, Subhabrata Moitra, Moumita Sett, und Prasun Haldar. 2013. »Cardiovascular Load During Summer Work of Two Age Groups of Van-Rickshaw Pullers in West Bengal, India«. *International*

Journal of Occupational Safety and Ergonomics 19 (4): 657–65. https://doi.or
g/10.1080/10803548.2013.11077019.

Sen, Jayashree, und Pranab Kumar Nag. 2019. »Human Susceptibility to Outdoor Hot Environment«. *Science of The Total Environment* 649 (Februar):
866–75. https://doi.org/10.1016/j.scitotenv.2018.08.325.

Shapiro, By YAIR, Kent B. Pandolf, Barbara A. Avellini, Nancy A. Pimental,
und Ralph F. Goldman. 1981. »Heat Balance and Transfer in Men and
Women Exercising in Hot-Dry and Hot-Wet Conditions*«. *Ergonomics* 24
(5): 375–86. https://doi.org/10.1080/00140138108924859.

Shapiro, Y., K. B. Pandolf, B. A. Avellini, N. A. Pimental, und R. F. Goldman.
1980. »Physiological Responses of Men and Women to Humid and Dry
Heat«. *Journal of Applied Physiology* 49 (1): 1–8. https://doi.org/10.1152/
jappl.1980.49.1.1.

Stephens, Dianne, Matt Brearley, und Lisa Vermeulen. 2022. »Heat Health
Management in a Quarantine and Isolation Facility in the Tropics«.
Prehospital and Disaster Medicine 37 (2): 259–64. https://doi.org/10.1017/
S1049023X22000255.

Traidl-Hoffmann, Claudia, Christian M. Schulz, Martin Herrmann, und
Babette Simon. 2021. *Planetary health*. Berlin: Medizinisch Wissenschaftliche Verlagsgesellschaft.

Kosmos und Hitze

-. 2008. »Gesundheitliche Bewertung von Kohlendioxid in der Innenraum-
luft: Mitteilungen der Ad-hoc-Arbeitsgruppe Innenraumrichtwerte der
Innenraumlufthygiene-Kommission des Umweltbundesamtes und der
Obersten Landesgesundheitsbehörden«. *Bundesgesundheitsblatt – Gesundheitsforschung – Gesundheitsschutz* 51 (11): 1358–69. https://doi.org/10.1007/
s00103-008-0707-2.

Appleton, Jay. 1975a. *The experience of landscape*. London, New York: Wiley.

———. 1975b. *The experience of landscape*. London, New York: Wiley.

Bergan, T., G. Sandal, M. Warncke, H. Ursin, und R. J. Vaernes. 1993.
»European Isolation and Confinement Study. Group Functioning and
Communication«. *Advances in Space Biology and Medicine* 3: 59–80.

Binder, Alan B., und Hanns-Christian Gunga. 1985. »Young Thrust-Fault
Scarps in the Highlands: Evidence for an Initially Totally Molten Moon«.
Icarus 63 (3): 421–41. https://doi.org/10.1016/0019-1035(85)90055-7.

Bucher, Hugo, Heinz Furrer, und Universität Zürich, Hrsg. 2009. *Massenaussterben: Massenaussterben und Evolution; [im Rahmen der Sonderaus-
stellung »Massenaussterben und Evolution« des Paläontologischen Instituts
und Museums und des Zoologischen Museums der Universität Zürich vom
3.11.2009 – 5.9.2010]*. Zürich: Paläontologisches Inst. und Museum.

Clearwater, Yvonne A. 1988. »Space Station Habitability Research«. *Acta Astronautica* 17 (2): 217–22. https://doi.org/10.1016/0094-5765(88)90027-6.

Clearwater, Yvonne A., und Richard G. Coss. 1991. »Functional Esthetics to Enhance Weil-Being in Isolated and Confined Settings«. In *From Antarctica to Outer Space*, herausgegeben von Albert A. Harrison, Yvonne A. Clearwater, und Christopher P. McKay, 331–48. New York, NY: Springer New York. https://doi.org/10.1007/978-1-4612-3012-0_31.

Clément, Gilles. 2011. *Fundamentals of space medicine.* 2nd ed. Space technology library. El Segundo, Calif. : New York: published jointly by Microcosm Press ; Springer.

Falk, John H., und John D. Balling. 2010. »Evolutionary Influence on Human Landscape Preference«. *Environment and Behavior* 42 (4): 479–93. https://doi.org/10.1177/0013916509341244.

Feuerbacher, Berndt, Klaus Dieter Reiniger, Gunter Schreier, Hans Dodel, Stefan Sassen, Stephan Ulamec, Ivan Egry, u. a. 2009. »Utilization of Space«. In *Handbook of Space Technology*, herausgegeben von Wilfried Ley, Klaus Wittmann, und Willi Hallmann, 518–645. Chichester, UK: John Wiley & Sons, Ltd. https://doi.org/10.1002/9780470742433.ch7.

Flynn, Christopher F. 2005. »An Operational Approach to Long-Duration Mission Behavioral Health and Performance Factors«. *Aviation, Space, and Environmental Medicine* 76 (6 Suppl): B42-51.

Fogtman, Anna, Sarah Baatout, Bjorn Baselet, Thomas Berger, Christine E. Hellweg, Piers Jiggens, Chiara La Tessa, u. a. 2023. »Towards Sustainable Human Space Exploration—Priorities for Radiation Research to Quantify and Mitigate Radiation Risks«. *Npj Microgravity* 9 (1): 8. https://doi.org/10.1038/s41526-023-00262-7.

Furukawa, Satoshi, Aiko Nagamatsu, Mitsuru Nenoi, Akira Fujimori, Shizuko Kakinuma, Takanori Katsube, Bing Wang, u. a. 2020. »Space Radiation Biology for «Living in Space"«. *BioMed Research International* 2020 (April): 1–25. https://doi.org/10.1155/2020/4703286.

Gebhard, Ulrich, und Thomas Kistemann, Hrsg. 2016. *Landschaft, Identität und Gesundheit: zum Konzept der therapeutischen Landschaften.* Wiesbaden: Springer VS.

Goel, Namni, Tracy L. Bale, C. Neill Epperson, Susan G. Kornstein, Gloria R. Leon, Lawrence A. Palinkas, Jack W. Stuster, und David F. Dinges. 2014. »Effects of Sex and Gender on Adaptation to Space: Behavioral Health«. *Journal of Women's Health* 23 (11): 975–86. https://doi.org/10.1089/jwh.2014.4911.

Green, Nicholas, Steven Gaydos, Ewan Hutchison, und Ed Nicol, Hrsg. 2019. *Handbook of aviation and space medicine.* First edition. Boca Raton, FL: CRC Press, Taylor & Francis Group.

Gunga, Hanns-Christian. 2021a. *Human Physiology in Extreme Environments.* 2nd edition. London San Diego Cambridge, MA Oxford: Academic Press, an imprint of Elsevier.

———. 2021b. »Raumfahrt und die Rolle des ‚sense of place'«. *Flugmedizin*

· *Tropenmedizin · Reisemedizin – FTR* 28 (06): 319–20. https://doi. org/10.1055/a-1673-9191.

Harrison, Albert A. 2001a. *Spacefaring: The Human Dimension.* Berkeley, Calif.: Univ. of Calif. Press.

———. 2001b. *Spacefaring: The Human Dimension.* Berkeley, Calif.: Univ. of Calif. Press.

Hartig, Terry, Kalevi Korpela, Gary W. Evans, und Tommy Gär- ling. 1997. »A Measure of Restorative Quality in Environments«. *Scandinavian Housing and Planning Research* 14 (4): 175–94. https://doi. org/10.1080/02815739708730435.

Hartig, Terry, Marlis Mang, und Gary W. Evans. 1991. »Restorative Effects of Natural Environment Experiences«. *Environment and Behavior* 23 (1): 3–26. https://doi.org/10.1177/0013916591231001.

Hellweg, Christine E., Thomas Berger, und Christa Baumstark-Khan. 2018. »Strahlenrisiko auf Langzeitraumflügen: Radiation risk during long-term space missions«. *Flugmedizin · Tropenmedizin · Reisemedizin – FTR* 25 (05): 205–12. https://doi.org/10.1055/a-0748-7956.

Herzog, Thomas R., Colleen, P. Maguire, und Mary B. Nebel. 2003. »Assessing the Restorative Components of Environments«. *Journal of Environmental Psychology* 23 (2): 159–70. https://doi.org/10.1016/S0272- 4944(02)00113-5.

Herzog, Thomas R., und Edward J. Miller. 1998. »The Role of Mystery in Perceived Danger and Environmental Preference«. *Environment and Behavior* 30 (4): 429–49. https://doi.org/10.1177/001391659803000401.

Hochachka, Peter W., Hanns Christian Gunga, und Karl Kirsch. 1998. »Our Ancestral Physiological Phenotype: An Adaptation for Hypoxia Tolerance and for Endurance Performance?« *Proceedings of the National Academy of Sciences* 95 (4): 1915–20. https://doi.org/10.1073/pnas.95.4.1915.

Hodkinson, P.D., R.A. Anderton, B.N. Posselt, und K.J. Fong. 2017. »An Overview of Space Medicine«. *British Journal of Anaesthesia* 119 (Dezember): i143–53. https://doi.org/10.1093/bja/aex336.

Holland, Albert W. 1993. »Chapter 3 Nasa Investigations Of Isolated And Confined Environments«. In *Advances in Space Biology and Medicine*, 3:15– 21. Elsevier. https://doi.org/10.1016/S1569-2574(08)60094-5.

Horneck, G., R. Facius, M. Reichert, P. Rettberg, W. Seboldt, D. Manzey, B. Comet, u. a. 2003. »Humex, a Study on the Survivability and Adaptation of Humans to Long-Duration Exploratory Missions, Part I: Lunar Missions«. *Advances in Space Research* 31 (11): 2389–2401. https://doi.org/10.1016/ S0273-1177(03)00568-4.

Horneck, Gerda, und Bernard Comet. 2006. »General Human Health Issues for Moon and Mars Missions: Results from the HUMEX Study«. *Advances in Space Research* 37 (1): 100–108. https://doi.org/10.1016/j.asr.2005.06.077.

Horneck, Gerda, David M. Klaus, und Rocco L. Mancinelli. 2010. »Space Microbiology«. *Microbiology and Molecular Biology Reviews* 74 (1): 121–56. https://doi.org/10.1128/MMBR.00016-09.

»Human Health and Performance for Long-Duration Spaceflight«. 2008. *Aviation, Space, and Environmental Medicine* 79 (6): 629–35. https://doi.org/10.3357/ASEM.2314.2008.

Jennings, Richard T., David M. F. Murphy, David L. Ware, Serena M. Aunon, Richard E. Moon, Valery V. Bogomolov, Valeri V. Morgun, u. a. 2006. »Medical Qualification of a Commercial Spaceflight Participant: Not Your Average Astronaut«. *Aviation, Space, and Environmental Medicine* 77 (5): 475–84.

Kanas, N., G. Sandal, J.E. Boyd, V.I. Gushin, D. Manzey, R. North, G.R. Leon, u. a. 2009a. »Psychology and Culture during Long-Duration Space Missions«. *Acta Astronautica* 64 (7–8): 659–77. https://doi.org/10.1016/j.actaastro.2008.12.005.

———. 2009b. »Psychology and Culture during Long-Duration Space Missions«. *Acta Astronautica* 64 (7–8): 659–77. https://doi.org/10.1016/j.actaastro.2008.12.005.

Kanas, Nick, und Dietrich Manzey. 2008a. *Space psychology and psychiatry*. 2nd ed. Space technology library 22. El Segundo, Calif. : Dordrecht: Microcosm Press ; Springer.

———. 2008b. *Space Psychology and Psychiatry*. 2nd ed. Space Technology Library 22. El Segundo, Calif. Dordrecht: Microcosm Press Springer.

Kaplan, Rachel, und Stephen Kaplan. 1989. *The experience of nature: a psychological perspective*. Cambridge ; New York: Cambridge University Press.

Kasbohm, Jennifer, und Blair Schoene. 2018. »Rapid Eruption of the Columbia River Flood Basalt and Correlation with the Mid-Miocene Climate Optimum«. *Science Advances* 4 (9): eaat8223. https://doi.org/10.1126/sciadv.aat8223.

Kim, Myung-Hee Y., Francis A. Cucinotta, und John W. Wilson. 2007. »A Temporal Forecast of Radiation Environments for Future Space Exploration Missions«. *Radiation and Environmental Biophysics* 46 (2): 95–100. https://doi.org/10.1007/s00411-006-0080-1.

Law, Jennifer, Charles H. Mathers, Susan R. E. Fondy, James M. Vanderploeg, und Eric L. Kerstman. 2013. »NASA's Human System Risk Management Approach and Its Applicability to Commercial Spaceflight«. *Aviation, Space, and Environmental Medicine* 84 (1): 68–73. https://doi.org/10.3357/ASEM.3421.2013.

Ley, Wilfried, Klaus Wittmann, und Willi Hallmann, Hrsg. 2019. *Handbuch der Raumfahrttechnik*. 5., Aktualisierte und Erweiterte Auflage. München: Hanser.

Mallis, M. M., und C. W. DeRoshia. 2005. »Circadian Rhythms, Sleep, and Performance in Space«. *Aviation, Space, and Environmental Medicine* 76 (6 Suppl): B94-107.

Mendt, Stefan, Martina Anna Maggioni, Michael Nordine, Mathias Steinach, Oliver Opatz, Daniel Belavý, Dieter Felsenberg, u. a. 2017. »Circadian Rhythms in Bed Rest: Monitoring Core Body Temperature via Heat-Flux Approach Is Superior to Skin Surface Temperature«.

Chronobiology International 34 (5): 666–76. https://doi.org/10.1080/07420528.2016.1224241.

Muir, Richard. 1999. »The Aesthetic Approach to Landscape«. In *Approaches to Landscape*, von Richard Muir, 244–70. London: Macmillan Education UK. https://doi.org/10.1007/978-1-349-27243-3_8.

Oran, Rona, Benjamin P. Weiss, Yuri Shprits, Katarina Miljković, und Gábor Tóth. 2020. »Was the Moon Magnetized by Impact Plasmas?« *Science Advances* 6 (40): eabb1475. https://doi.org/10.1126/sciadv.abb1475.

Palinkas, L. A. 2001. »Psychosocial Issues in Long-Term Space Flight: Overview«. *Gravitational and Space Biology Bulletin: Publication of the American Society for Gravitational and Space Biology* 14 (2): 25–33.

Palinkas, Lawrence A. 2003. »The Psychology of Isolated and Confined Environments: Understanding Human Behavior in Antarctica.« *American Psychologist* 58 (5): 353–63. https://doi.org/10.1037/0003-066X.58.5.353.

Palinkas, Lawrence A, Jeffrey C Johnson, und James S Boster. 2004. »Social Support and Depressed Mood in Isolated and Confined Environments«. *Acta Astronautica* 54 (9): 639–47. https://doi.org/10.1016/S0094-5765(03)00236-4.

Pandolf, Kent B. 1990. »Space Physiology and Medicine (Second Edition). Edited by Arnauld E. Nicogossian, Carolyn Leach Huntoon, and Sam L. Pool. Xix + 401 Pp. Philadelphia: Lea & Febiger. 1989, $45.00 (Cloth)«. *American Journal of Human Biology* 2 (4): 450–450. https://doi.org/10.1002/ajhb.1310020413.

Piantadosi, Claude A. 2012. *Mankind beyond Earth: The History, Science, and Future of Human Space Exploration.* New York Chichester: Columbia University Press.

Rivolier, Jean, Hrsg. 1988. *Man in the Antarctic: the scientific work of the International Biomedical Expedition to the Antarctic (IBEA).* London ; New York: Taylor & Francis.

Sandal, G. M., G. R. Leon, und L. Palinkas. 2006. »Human Challenges in Polar and Space Environments«. *Reviews in Environmental Science and Bio/Technology* 5 (2–3): 281–96. https://doi.org/10.1007/s11157-006-9000-8.

Stahn, Alexander C., Hanns-Christian Gunga, Eberhard Kohlberg, Jürgen Gallinat, David F. Dinges, und Simone Kühn. 2019a. »Brain Changes in Response to Long Antarctic Expeditions«. *New England Journal of Medicine* 381 (23): 2273–75. https://doi.org/10.1056/NEJMc1904905.

fehlt!. *al of Medicine* 381 (23): 2273–75. https://doi.org/10.1056/NEJMc1904905.

Stark, Hendrik, und Christoph Pfisterer, Hrsg. 2018. *Naturbewusstsein und Identität: Die Rolle von Selbstkonzepten und sozialen Identitäten und ihre Entwicklungspotenziale für Natur- und Umweltschutz; F+E-Vorhaben »Naturbewusstsein in Deutschland: Reflexion und Diskussion der Grundlagen und Potenziale von Bewusstseinsbildung im Umwelt- und Naturschutz für die konzeptionelle Arbeit in Wissenschaft, Bildung und Kommunikation sowie Umsetzung in der Praxis« (FKZ 3517 89 1900); Ergebnisse der Tagung »Naturbewusstsein und Identität: Status quo und Handlungsbedarf in Wissenschaft und*

Praxis« vom 4.-7. Oktober 2017 an der Internationalen Naturschutzakademie (INA) Insel Vilm. BfN-Skripten 508. Bonn: Bundesamt für Naturschutz.

Steinthorsdottir, M., H. K. Coxall, A. M. de Boer, M. Huber, N. Barbolini, C. D. Bradshaw, N. J. Burls, u. a. 2021. »The Miocene: The Future of the Past«. *Paleoceanography and Paleoclimatology* 36 (4). https://doi.org/10.1029/2020PA004037.

Suedfeld, Peter. 2005. »Invulnerability, Coping, Salutogenesis, Integration: Four Phases of Space Psychology«. *Aviation, Space, and Environmental Medicine* 76 (6 Suppl): B61-66.

Suedfeld, Peter, und G. Daniel Steel. 2000. »The Environmental Psychology of Capsule Habitats«. *Annual Review of Psychology* 51 (1): 227–53. https://doi.org/10.1146/annurev.psych.51.1.227.

Taddeo, Terrance A., und Cheryl W. Armstrong. 2008. »Spaceflight Medical Systems«. In *Principles of Clinical Medicine for Space Flight*, herausgegeben von Michael R. Barratt und Sam L. Pool, 69–100. New York, NY: Springer New York. https://doi.org/10.1007/978-0-387-68164-1_4.

Thirsk, R.B. 2020. »Health Care for Deep Space Explorers«. *Annals of the ICRP* 49 (1_suppl): 182–84. https://doi.org/10.1177/0146645320935288.

Ulrich, Roger S. 1983. »Aesthetic and Affective Response to Natural Environment«. In *Behavior and the Natural Environment*, herausgegeben von Irwin Altman und Joachim F. Wohlwill, 85–125. Boston, MA: Springer US. https://doi.org/10.1007/978-1-4613-3539-9_4.

VV, et al., Bogolomov. 2009. »›International Space Station Medical Standards and Certification for Space Flight Participants‹«. *Aviation, Space, and Environmental Medicine*. https://doi.org/10.3357/ASEM.2175.2007.

Walinski, Annika, Julia Sander, Gabriel Gerlinger, Vera Clemens, Andreas Meyer-Lindenberg, und Andreas Heinz. 2023. »The effects of climate change on mental health«. *Deutsches Ärzteblatt international*, Februar. https://doi.org/10.3238/arztebl.m2022.0403.